Kraftquelle Vita Biosa

Ihr Schlüssel für Vitalität und Wohlbefinden

3

von Heinz Salmannsperger
Natur-Pur-Verlag

Inhalt

Aus der Praxis

In den letzten Jahren meiner Tätigkeit als Heilpraktiker wurde in meiner Praxis das Thema Darm immer wichtiger. Gemäß der uralten Weisheit **„Der Tod steckt im Darm"** erstreckte sich mein Augenmerk immer mehr auf dieses zu wenig gewürdigte Organ. Der Darm, in der Vorstellung der meisten Menschen nur der Abfallbeseitiger unserer Nahrung, wird sogar in der Heilkunde deutlich unterschätzt.

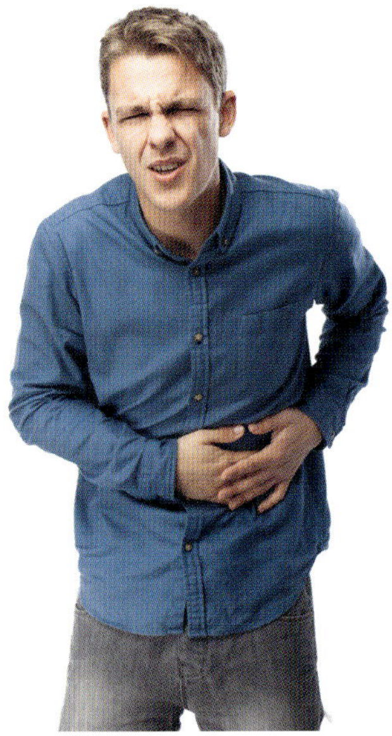

Unser Darm (Dünn- und Dickdarm) ist mit 30 m² Oberfläche (Uni Gießen) deutlich mehr als nur die „Müllabfuhr". In ihm werden wichtige Nährstoffe aufgespalten und Vitamine gebildet. Außerdem haben 70-80% des Immunsystems seinen Sitz im Darm. Der Darm hat darüber hinaus eine sehr enge Beziehung zu Lunge, Haut und Nebenhöhlen. Wichtig für ein einwandfreies Funktionieren des Darmes ist die Besiedlung mit den richtigen Mikroorganismen. Diese gesunde Besiedlung mit den unterschiedlichsten Bakterien ist notwendig für eine intakte Darmflora.

Ist diese Besiedlung nicht gewährleistet, kommt es zur mangelnden Aufspaltung der Nahrung, zur Vermehrung von krankmachenden Fäulnisbakterien, zur Schwächung des sogenannten darmassoziierten Immunsystems und zur Rückbildung der darmeigenen Schleimhaut, wo durch diese deutlich anfälliger wird.
In der Folge kann es zu Blähungen, Verdauungsstörungen, Schwächung der Infektabwehr, Allergien, Leistungsminderung und vielen weiteren Störungen kommen. Inzwischen gehört die Darmsanierung in meiner Praxis zur Standardbegleittherapie bei Magenbeschwerden, Völlegefühl, Allergien, Hautkrankheiten, Infektabwehrschwäche, Erschöpfung, rezidivierenden chronischen Nebenhöhlenbeschwerden, Verdauungsbeschwerden und vielem mehr.

Als Mittel der Wahl empfehle ich immer mehr das Präparat **„Vita Biosa"**. Die ausgesuchte Kombination von bestimmten Bakterien und fermentierten Kräutern kann zur Verbesserung der Darmflora beitragen und somit das „System Darm" wieder auf Vordermann bringen. Es wird von den Patienten gut vertragen und erfreut sich auch langfristig immer größerer Beliebtheit bei den Anwendern. Laut Aussage der Patienten stellt sich generell ein gutes Körpergefühl ein, Blähungen bessern sich deutlich und das Allgemeinbefinden verbessert sich zusehends. Auch die Behandlungserfolge in meiner Praxis stellen sich mit dieser begleitenden Einnahme nach meiner Erfahrung schneller ein.

Naturheilpraxis Michael Gerling, Schwabhausen

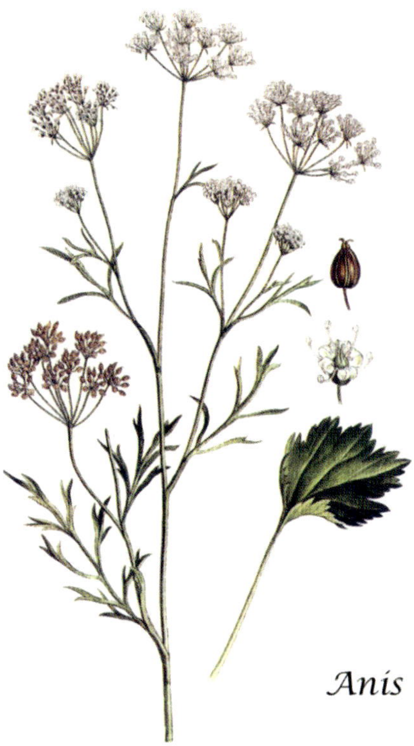

Anis

■ Durch den Fortschritt in der medizinischen Versorgung und die immer besser werdenden Lebensbedingungen sollten wir uns eigentlich bester Gesundheit erfreuen. Fakt ist aber, dass sich unsere Umweltbedingungen und unsere Ernährung in Wirklichkeit verschlechtert haben.

Die Giftstoffe, mit denen wir unsere Umwelt Tag für Tag verschmutzen, gelangen letztendlich über Luft, Wasser und Nahrung wieder in unseren Körper und machen sich vermutlich genau durch jene diffusen Erscheinungen, wie Kopfschmerzen, Verdauungsbeschwerden und Erschöpfungszustände bemerkbar, die so viele Menschen in unserer Zeit plagen.

Was die meisten Menschen gemeinsam haben, sind Verdauungsbeschwerden: von Völlegefühl und Bauchschmerzen über Blähungen bis hin zu Durchfall oder Verstopfung. Kaum jemand kann noch von sich behaupten, eine gute und gesunde Verdauung zu haben und mit fortschreitendem Alter nehmen die Beschwerden immer weiter zu.

In der Forschung beschäftigt man sich immer mehr mit dem Thema Darm. Bereits vor einiger Zeit hat man herausgefunden, dass der Darm maßgeblich an der Immunabwehr und vielen anderen Vorgängen im Körper beteiligt ist, wo man ihn gar nicht vermutet hat. Nicht zuletzt aufgrund dieser Erkenntnisse und der Einsicht, dass vielleicht der Beginn jeder Krankheit (und der Gesundheit) im Darm liegt, sollten wir uns etwas eingehender mit dem Thema Darm auseinandersetzen.

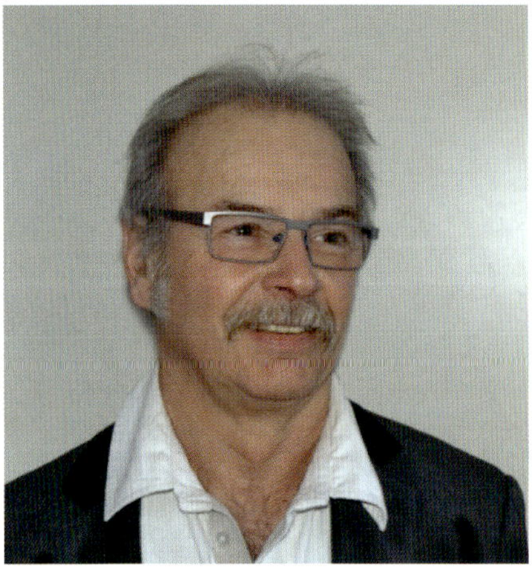

In diesem Buch wird eine Möglichkeit dargestellt, wie wir unser Verdauungssystem wieder ins Lot bringen können, indem wir unseren Darm mit alldem versorgen, was ihn stärkt und in seiner Funktion unterstützt. So kann man auch eine wesentlich verbesserte Nährstoff- und Energieversorgung des Körpers erreichen, was das Allgemeinbefinden ungemein verbessert.

Vita Biosa ist ein probiotisches Kräutergetränk und birgt ein unheimliches Potential, indem es uns ermöglicht, eine Vielzahl gesunder Mikroorganismen, Heilkräuter und organischer Säuren aufzunehmen, und sich der Gesundheit tagtäglich, Schritt für Schritt wieder anzunähern.

★ **Sie werden überrascht sein, was positive Darmbakterien für uns tun können – und was wir tun können, um ihre Arbeit zu erleichtern!**

Heinz Salmannsperger,
Chefredakteur Natur Pur-Verlag

VITA BIOSA
Der Darm und die Gesundheit

von Dipl. Oecotroph. und Heilpraktikerin Esther Wimmer

■ Wie so oft, kommt man zu seinem Beruf beziehungsweise zu seiner Berufung durch eigene Erfahrungen, so auch bei mir. Da ich als Kind an starken Allergien und als junge Frau an Neurodermitis litt, war es für mich unabdingbar, mich mit den Ursachen dieser Erkrankungen zu beschäftigen.

Dass Allergien und Neurodermitis auch mit dem Darm und einer gestörten Darmflora im Zusammenhang stehen, wurde mir gerade während meines Studiums bewusst. Seither beschäftige ich mich mit diesen komplexen Zusammenhängen. Nachdem ich diverse Ernährungsumstellungen und verschiedenste Therapien ausprobiert hatte, war das Ergebnis zwar eine deutliche Verbesserung der Allergiesymptome und ein Rückgang der Neurodermitis, ich musste jedoch auch feststellen, dass insbesondere die Allergien nach Abschluss der jeweiligen

Therapie erneut auftraten. Somit benötigte ich neben einer konsequenten Ernährung auch ein Präparat, welches meine Darmflora pflegt und dauerhaft eingesetzt werden kann. Meine Arbeit brachte mich schließlich zu Vita Biosa. Zu dieser Zeit nahm ich selbst (und mein Hund, der ebenfalls von Darm-Problemen geplagt war) ein Präparat, das mir half, meine Allergieneigung zu regulieren. Das Problem waren die hohen Kosten für diese Therapie.

Ich entdeckte, dass Vita Biosa nach dem gleichen Prinzip funktionierte bei einem deutlich besseren Preis-Leistungs-Verhältnis. Dieses Kräutergetränk wird durch Fermentation haltbar gemacht. Bei diesem Verfahren handelt es sich um eine uralte Methode der Konservierung von Lebensmitteln.

Überall auf der Welt stößt man auf traditionelle Rezepte, welche auf dem Prinzip der Fermentation basieren:
von Sauerkraut in Deutschland, Kwas in Russland, über Kimchi in Korea bis hin zur Sojasauce und Misopaste in Japan und viele mehr. Dieses Konservierungsverfahren war so beliebt, weil es den Menschen erlaubte, sich auch in der kälteren Jahreszeit mit nährstoffreicher Nahrung zu versorgen.

Aber Fermentation dient nicht nur der Haltbarmachung, vielmehr ist sie auch eine Methode, um die Bioverfügbarkeit der Nährstoffe entscheidend zu verbessern. Dieser Aspekt ist in der heutigen Zeit wieder besonders gefragt, denn Menschen mit einer geschädigten Darmflora und Verdauungsstörungen leiden fast immer auch an einer schlechteren Nährstoffaufnahme (Resorptionsstörung). Bei fermentierter Nahrung sind die Zutaten „aufgeschlossen", die wertvollen Nährstoffe sind herausgelöst und können teilweise schon im Mund durch die Schleimhaut aufgenommen werden. Auch über die Darmschleimhaut gelangen insgesamt mehr Nährstoffe ins

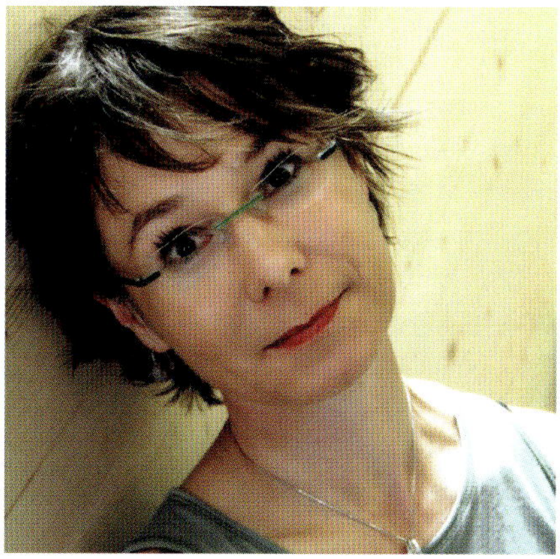

Dipl. Oecotrophologin mit 13 Jahren Erfahrung in der Lebensmittelverpackenden Industrie. Seit November 2006 Heilpraktikerin, im Juni 2007 Eröffnung der Naturheilpraxis Vita Prevent mit den Schwerpunkten Ernährung, Kinesiologie, Good-Aging und Dunkelfeldmikroskopie. Vorträge und Workshops zum Thema Ernährung und Good-Aging.
Schließung der Praxis aus persönlichen Gründen und Umfirmierung in Naturheilmittelvertrieb Vita Prevent. Schwerpunkte Sport, Ernährung & Prävention. Dozentin und freie Mitarbeiterin der Firma Biosa Vertriebsbüro.

Blut, was selbst bei Resorptionsschwierigkeiten für eine bessere Versorgung sorgt.

Kurz gesagt: Nährstoffe aus Lebensmitteln, die durch Fermentation aufbereitet worden sind, gelangen schneller und leichter in die Zelle, wo sie schließlich auch gebraucht werden.

Nährstoffversorgung heute - eine besondere Herausforderung!

■ Unsere Lebensmittel haben nicht mehr so viele Nährstoffe, wie es früher einmal der Fall war. Daher fällt es den meisten Menschen zunehmend schwer sich ausreichend zu versorgen. Obwohl Lebensmittel für uns alle überall und fast zu jeder Zeit verfügbar sind, laufen wir Gefahr, innerlich „auszuhungern". Die Gründe für den niedrigen Nährstoffgehalt sind zahlreich: Züchtung in Gewächshäusern, nährstoffarme Böden und lange Transportwege gehören zu den wichtigsten Faktoren.

Warum etwa schmecken Tomaten aus dem eigenen Garten so grundsätzlich anders, als die Tomaten aus dem Supermarkt?

Nun, während die Tomate bei uns im Garten viel Zeit zum Wachsen und Heranreifen bekommt, geht jeder zusätzliche Tag in der industrialisierten Landwirtschaft regelrecht mit finanziellen Einbußen einher.

Der Natur wird nicht die nötige Zeit gelassen, um sich zu entwickeln – stattdessen wird jeder Schritt kontrolliert. Vieles an Obst und Gemüse, welches wir kaufen darf zudem nicht zu Ende reifen: der natürliche Reifungsprozess wird durch vorzeitiges Ernten unterbrochen, um den Transport zu ermöglichen. Erst während des Transports oder bei der anschließenden Lagerung wird eine künstliche Nachreifung eingeleitet.

Das wirkt sich natürlich auch auf die Nährstoffe aus, denn es fehlen die Sonne als Energiequelle und die Mutterpflanze für die optimale Versorgung mit Wasser und Nährstoffen aus dem Boden. Das bereits gepflückte Obst und Gemüse kann sich sozusagen beim Nachreifen nur von

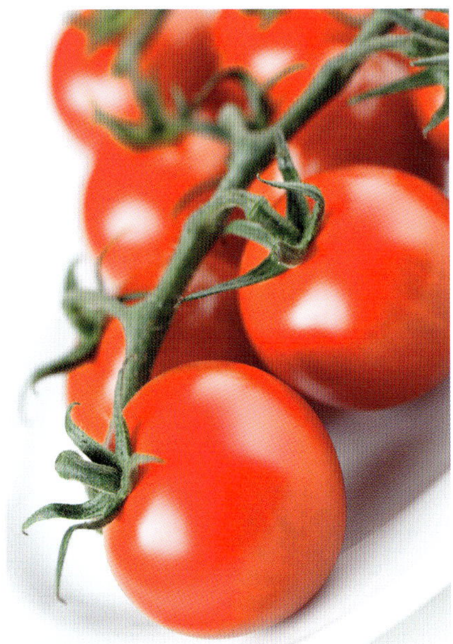

dem bedienen, was es mitbringt. Auch der Boden selbst, auf dem die Pflanzen wachsen, ist nicht gerade optimal. Es ist eine einfache Rechnung: die Pflanze bezieht ihre Nährstoffe, die sie zum Leben braucht, aus dem Boden. Ist dieser jedoch ausgelaugt, leidet sie an Nährstoffmangel, kann nicht gedeihen und wird anfällig für Krankheiten sowie „Ungeziefer". (Kommt Ihnen das bekannt vor?). Um dieses Problem zu beheben, verwendet man großflächig Dünger und zur „Gesunderhaltung" der Pflanze Pestizide. Der Dünger ersetzt aber nur einen Bruchteil der im Boden auf natürliche Weise vorkommenden Nährstoffe.

Die gedüngten Pflanzen wachsen zwar, weisen aber nicht mehr ihre ursprüngliche Nährstoffdichte und -vielfalt auf. Und die Pestizide gelangen in unser empfindliches Biosystem. Es ist der gesamte Prozess, der zählt und jede Komponente, ob Boden, Sonneneinstrahlung oder die Zeit, welche die Pflanze benötigt um zu gedeihen. All dies hat eine Auswirkung auf das Ergebnis.

Ein Beispiel: Der Thymian der in unseren Breiten im Garten oder auf der Terrasse wächst, enthält deutlich weniger Aromastoffe und gesundheitsfördernde Inhaltsstoffe, als wenn er in der Sonne Italiens gedeiht. Obendrein setzt auch das Pestizid-Problem dem Menschen zu – ob durch die Lebensmittel selbst oder durch die verunreinigten Gewässer. Die starke Industrialisierung der Landwirtschaft hat Lebensmittel zu einer Handelsware gemacht, von der möglichst schnell viel erzeugt und verkauft werden muss. Für diesen Zweck ist auch das Aussehen besonders wichtig, denn nur was schön aussieht, wird auch gekauft. Oft haben wir keine Ahnung, was alles im Müll landet, noch ehe es die Supermärkte erreicht.

Überlegen Sie selbst, wie oft Sie nach Schönheitsmakeln bei Obst und Gemüse Ausschau halten und ob Sie ab und zu einen vollen Bund Bananen den einsamen abgetrennten Bananen vorziehen. Diese Nachfrage bestimmt letztendlich auch das Angebot!

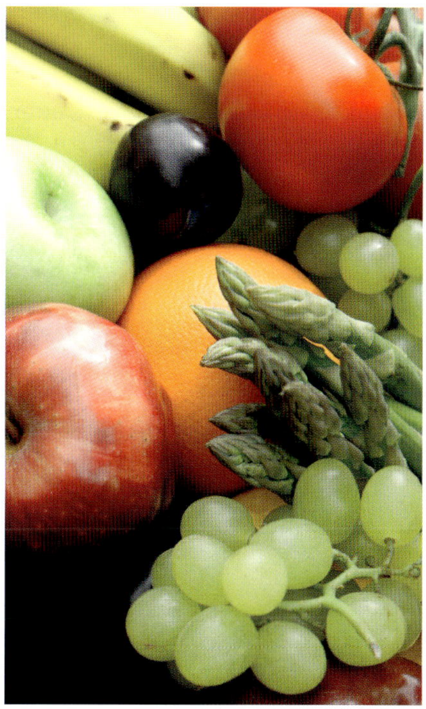

Was in der Zelle nicht passt - mit dem Bioscan aufdecken

Um einen Nährstoffmangel aufzudecken, kann man das BIOSCAN SWA[1]-Gerät, Institut Dr. Rilling einsetzen.

Die Funktionsweise des BIOSCAN-SWA[1] ähnelt sehr stark der Zellkommunikation im menschlichen Körper. Es wird unter anderem gemessen, wie die Verhältnisse im Köper, genauer gesagt in der Zelle, im Bezug auf Vitamine, Mineralien und Spurenelemente sind. Insgesamt liegen nach der nicht-invasiven und schmerzfreien Messung mit dem BIOSCAN-SWA über 250 Werte vor, die Hinweise auf Dysbalancen und Abweichungen geben können. Diese Methode kann Informationen darüber liefern, was unserem System sowie unseren Zellen für einen gesunden Stoffwechsel tatsächlich zur Verfügung steht.

Gerade die Menschen, die dringend eine gute Versorgung mit Nährstoffen brauchen, weil sie eine Aufnahmestörung durch den Darm haben, zeigen oft einen sogenannten zellulären Mangel. Dieser hängt mit vielen Faktoren zusammen, zum Beispiel kann der Transportmechanismus in die Zelle durch eine Übersäuerung oder durch Giftstoffe blockiert sein.

1 Haftungsausschluss: Institut Dr. Rilling Stand 2016: Wissenschaft und Schulmedizin erkennen die Existenz von Informationsfeldern, deren medizinische und sonstige Bedeutung und die bioscan-swa Auswertung aufgrund fehlender wissenschaftlicher Nachweise im Sinne der Schulmedizin nicht an.

Dann ist es wichtig, die Grundregulation der Zellen wiederherzustellen. Dafür hat sich der Einsatz von pH+ Wasser mit einem pH-Wert größer 7 in Verbindung mit Zeolith[2] in der Praxis bewährt.

Innerhalb der Zellen stellen die Zellkraftwerke (Mitochondrien) die nötige Energie für uns bereit. Heute weiß man, dass diese extrem wichtig für alle regenerativen Vorgänge sind. Wenn man genau hinschaut, erinnern uns die Mitochondrien an Bakterien. Diese Theorie ist bis heute nicht zu hundert Prozent wissenschaftlich bewiesen, aber es gibt einiges was in diese Richtung deutet.

Warum auch nicht?

Heute ist es auch wissenschaftlich bewiesen, dass unsere Darmbakterien für uns (über-)lebenswichtig sind und zum Beispiel an der Zellkommunikation maßgeblich beteiligt sind. Ungeachtet dessen sind unsere Zellkraftwerke auf eine gute Versorgung angewiesen, da sie ihre Arbeit andernfalls nicht ausführen können.

Mit dem BIOSCAN-SWA können wir erkennen, dass viele Menschen nicht nur mit Nährstoffen unterversorgt, sondern darüber hinaus noch mit Pestiziden belastet sind. Bei den Messungen wird zunehmend festgestellt, dass selbst Menschen die sich sehr bewusst und gesund ernähren (wie Veganer oder Selbstver-

2 Zeolith - Als hochwertiges Medizinprodukt erhältlich von der Firma Panaceo.

sorger) neben dem Mangel an Vitaminen, Spurenelementen oder Aminosäuren, auch eine hohe Pestizidbelastung aufweisen. Diese Entwicklung empfinde ich als besonders erschreckend. Menschen dagegen, die sich überwiegend von Fast Food und stark verarbeiteten Lebensmitteln ernähren wie zum Beispiel von Fertiggerichten, „Tüten-Suppen" und Tiefkühl-Pizza – um nur einige Klassiker zu nennen, leiden noch stärker an Defiziten. Vor allem haben sie einen Mangel an sekundären Pflanzenstof-

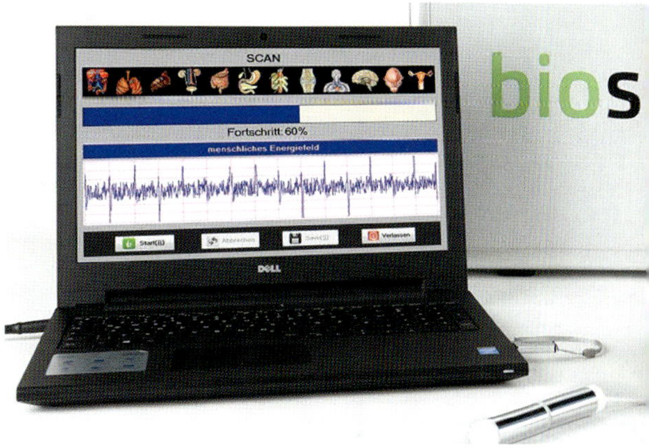

fen. Auch die Zubereitung der Nahrung spielt eine entschiedene Rolle beim Erhalt der wichtigen Nährstoffe. Für mich persönlich ist die Mikrowelle ein absolutes „No-Go", da hier die Zellen der Lebensmittel zerstört werden. Nur sehr selten gibt es Menschen ohne Pestizidbelastung, deren Körper anscheinend noch in der Lage ist, diese Stoffe über unsere Entgiftungsorgane Leber, Niere und Haut ausreichend auszuscheiden. Im Umkehrschluss bedeutet dies auch, dass Umweltbedingungen oftmals unser empfindliches und hochkomplexes Biosystem schwächen. Wir müssen also mehr tun, als uns nur gesund zu ernähren.

Dafür brauchen wir hochwertige Nährstoffe – und das möglichst nicht auf der Basis synthetischer Einzelstoffe, sondern als Ganzes. Die Stoffe, die in einem Lebensmittel von Natur aus enthalten sind, zum Beispiel in Obst, Gemüse oder Kräutern, sind ganz entscheidend für die

Gesundheitszustand ermitteln mit dem Bioscan

Der Bioscan-SWA ist ein Gerät, das mit Hilfe neuester Technologie feinste Messungen im Körper vornehmen kann. Mit Hilfe dieser Messungen können unter anderem Aussagen zu Organfunktionen wie Leber, Magen-Darm-Trakt oder Hirnnervenfunktion, zu Gift-Ansammlungen im Körper und zur Vitalstofflage gemacht werden.

Entwickelt wurde das Gerät von **Dr. med. Siegfried Rilling**, Arzt, Forscher und Denker, der nicht zuletzt auch durch eigene Gesundheitsprobleme angetrieben wurde.

Für eine individuelle Behandlung seiner Patienten mit messbaren Ergebnissen setzte er sich besonders ein und begründete die Erfahrungsheilkunde. Bevor er 2014 mit fast 93 Jahren verstarb, konnte er noch das Institut Dr. Rilling gründen und sich damit einen Lebenstraum erfüllen.

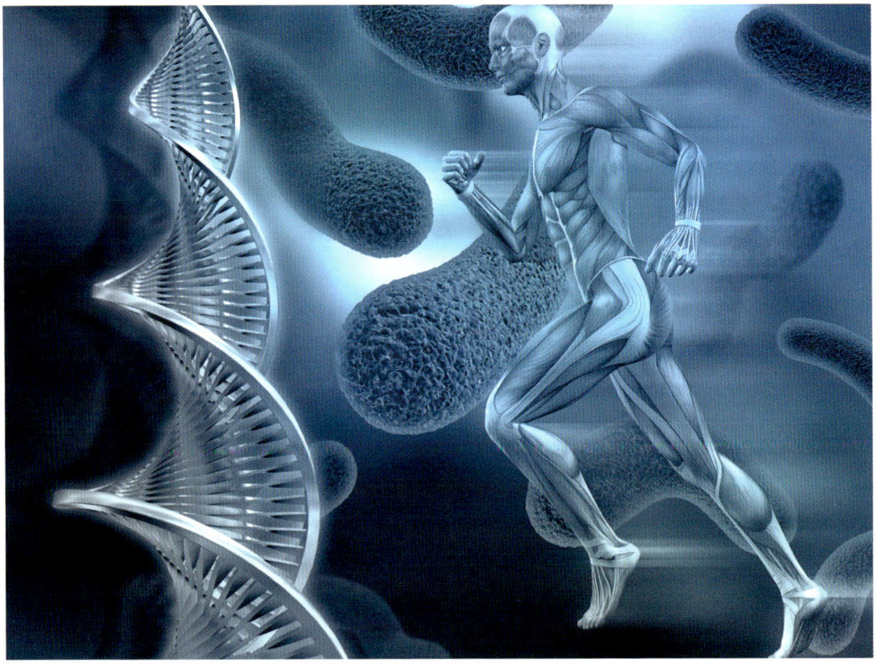

Gesunderhaltung unseres Körpers. So ist zum Beispiel in der Kräuterheilkunde bekannt, dass die Verwendung der gesamten Pflanzenbestandteile oder auch des gesamten Krautes ein umfassendere Wirkung aufweist und bessere Verfügbarkeit für den Körper bietet, als einzelne, isolierte Stoffe aus der selben Pflanze. Sicher, hierüber darf man geteilter Meinung sein und darüber streiten bereits viele Experten.

Letztlich muss jeder für sich selbst entscheiden. Meines Erachtens kommt es in erster Linie nicht darauf an, dass man einen Stoff besonders hochdosiert einnimmt, sondern dass die Kombination und damit auch die Bioverfügbarkeit sowie die Zellversorgung stimmt.

Und genau das ist das Besondere an Vita Biosa: zum einen haben wir acht verschiedene Milchsäurebakterienkulturen, die dem Darm bei seiner Arbeit helfen und hochwertige organische Säuren und Vitamine liefern. Zum anderen versorgen uns neunzehn Kräuter mit wertvollen Antioxidantien und haben zahlreiche positive Wirkungen auf Magen und Darm. Durch den Fermentationsprozess erhält man ein umfassendes Produkt, das eine gute Grundversorgung nicht nur für den Darm, sondern für jede einzelne Körperzelle gewährleistet.

Organische Säuren für eine gesunde Balance

■ Früher war fermentierte Nahrung fester Bestandteil unserer Ernährung, weil diese Produkte eine längere Haltbarkeit aufwiesen. Heute gehört stattdessen die Pasteurisierung zu den verbreiteten Konservierungsmethoden, so dass eine ganz andere Produktpalette ins Supermarktregal und auf den Tisch kommt. Auch fermentierte Produkte, wie Sauerkraut oder japanische Miso-Paste liegen in den meisten Fällen nur noch in pasteurisierter Form vor. Durch diese Methode werden die meisten nützlichen Mikroorganismen abgetötet und können unsere natürliche Darmflora nicht mehr unterstützen.

Ohne fermentierte Nahrung mit lebenden Bakterienkulturen fehlen uns jedoch hochwertige organische Säuren. Sie sind richtige „Gesundmacher" und werden isoliert sogar therapeutisch eingesetzt, wie zum Beispiel L(+)-Milchsäuren zur Unterstützung bei onkologischen Therapien.

Organische Säuren sorgen dafür, dass unsere Zellen gut versorgt werden und darüber hinaus, dass ein physiologischer pH-Wert aufrechterhalten werden kann. Denn nicht immer ist basisch die Lösung aller Probleme. Einige Bereiche unseres Körpers sind zwar durch Giftstoffe und andere Substanzen übersäuert, in anderen Bereichen sind gute organische Säuren wichtig, um ein gesundes saures Mi-

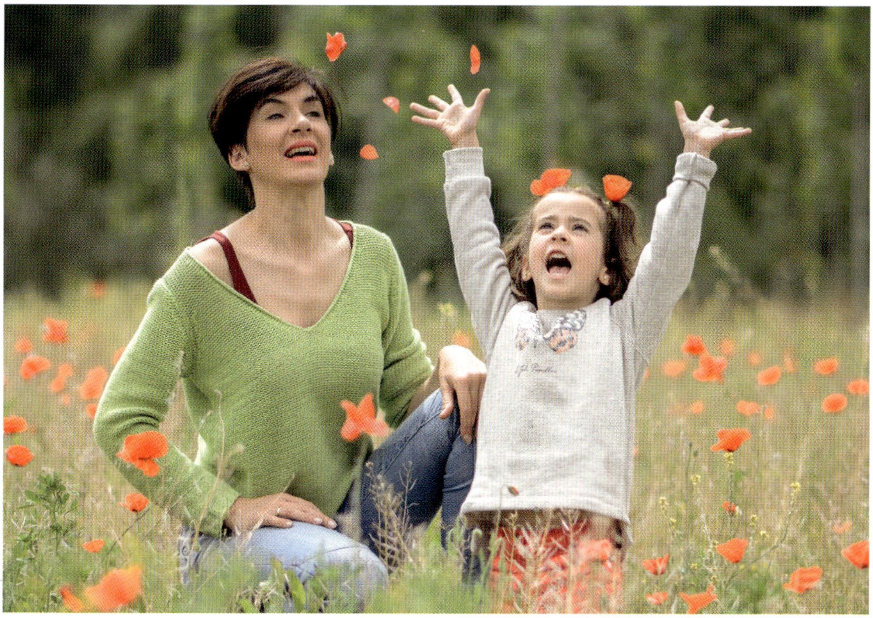

lieu aufrechtzuerhalten. Man muss sich vorstellen, dass allein im Magen-Darm-Trakt sieben verschiedene pH-Wertbereiche existieren. Bei vielen Menschen herrscht aber regelrecht ein Säuremangel im Magen.

Auch in unserem Darm ist ein Bereich – der Zwölffingerdarm – der leicht sauer ist. Das saure Milieu im Magen und im Übergang zum Darm ist besonders wichtig für die Aufspaltung der Eiweiße und die Gewinnung der acht essentiellen Aminosäuren. Diese braucht der Körper, damit er selbst Eiweiße herstellen kann (Proteinbiosynthese).

Es ist praktisch wie beim Autobau: um ein funktionierendes Auto herzustellen, brauchen wir immer alle Teile. Bereits ein fehlendes Lenkrad führt dazu, dass das Auto unbrauchbar ist: ich kann noch so viele Autos gebaut haben – ohne das Lenkrad können sie alle nicht fahren. Wenn mir eine Aminosäure nicht in ausreichender Menge zur Verfügung steht, dann stockt das gesamte System. Man könnte sagen, dass letztlich der kleinste gemeinsame Nenner darüber entscheidet, wie viel ich von den durch die Verdauung gewonnenen Aminosäuren tatsächlich verwerten kann.

Wenn wir unseren Körper durch den Säuremangel im Magen nur unzureichend mit essentiellen Aminosäuren versorgen, dann fehlen uns diese beim Bau von Enzymen, Hormonen, Proteinen und anderen wichtigen Stoffen, die der Körper dringend benötigt. Auch für die Aktivierung von Vitamin B12 oder die Reduktion von Eisen sind Säuren notwendig. Die organischen Säuren in Vita Biosa unterstützen die Aufspaltung und Verdauung der Nahrung, weshalb sich die Einnahme etwa eine halbe Stunde vor der Mahlzeit empfiehlt.

Das Dominanzprinzip der Mikroorganismen im Darm

■ Das Zusammenleben der Mikroorganismen ist ebenso komplex, wie das der Menschen. Sie konkurrieren um den verfügbaren Platz genauso wie um die Nahrung. In unserem Darm kann man die Bakterien grob in drei Gruppen unterteilen. Zum einen gibt es die Fäulnisbakterien. Diese haben zwar ihre Daseinsberechtigung, jedoch dürfen sie auf keinen Fall Überhand nehmen, da sie in großer Zahl krankheitserregend wirken. Zum anderen haben wir eine Gruppe, die man als „Fähnchen im Wind" charakterisieren könnte. Es sind neutrale Bakterien, die sich nach der aktuell dominanten Gruppe richten.

Die für uns positiven und nützlichen Bakterien sind die Aufbauenden – es gilt diese zu fördern – Sie unterstützen unser Immunsystem (ca. 80% des Immunsystems sitzt im Darm), produzieren Vitamine, begünstigen die Serotoninproduktion und nehmen viele weitere Aufgaben wahr. Die Anregung der Produktion von Serotonin ist in diesem Zusammenhang besonders interessant, denn Serotonin ist nicht nur bei Depressionen ein wichtiger Marker, sondern vor allem ein Neurotransmitter, welcher für die Kommunikation unserer Zellen zwischen Bauch und Gehirn sehr entscheidend ist (Stichwort Bauchhirn). Des Weiteren ist dieser wichtige Stoff nicht nur für unser Wohlbefinden notwendig, er ist auch an der Steuerung des Immunsystems maßgeblich beteiligt. Heute weiß man, dass Depressionen und eine gestörte Darmflora im Zusammenhang stehen können. Das Wohlfühlhormon, dessen Bildung durch Vita Biosa gefördert wird, ist sehr wichtig. Es bringt Tatkraft und eine positive Einstellung mit sich, die besonders hilfreich im Kampf gegen Krankheiten oder den massiven täglichen Stress sind. Das höre ich immer wieder von Menschen, die Vita Biosa einnehmen.

Zuallererst stellen sie fest, dass es ihnen einfach insgesamt besser geht, ohne dass sie es an etwas speziellem festmachen können. Das liegt daran, dass die positive Darmflora intensiv durch Vita Biosa unterstützt wird.

Die Kräuter und ihre heilenden Eigenschaften

■ Auch die Kräuter in Vita Biosa tragen wesentlich zu seiner Wirkung bei. Es enthält neunzehn verschiedene Kräuter, die alle ausgesprochen positive Eigenschaften für den Magen-Darm-Trakt mitbringen. Sie sorgen zum Beispiel für einen gesunden Gallenfluss, reinigen die Leber und helfen Entzündungen zu vermindern. Alle Kräuter sind Bestandteil der Kräuterheilkunde, ein traditionell überliefertes Wissen, das in der heutigen Zeit wieder mehr in den Fokus gerät, gerade in der Wissenschaft. Alles muss heute eine wasserdichte wissenschaftliche Erklärung haben. Bei allen positiven Erkenntnissen, die uns die Wissenschaft allein in den letzten hundert Jahren geliefert hat, wird trotzdem deutlich, dass der Mechanismus vieler Dinge, die aus Erfahrung funktionieren, einfach noch nicht entdeckt worden ist. Es ist immer ratsam auch auf den eigenen Körper zu hören und zu sehen, was ihm gut tut.

Vielleicht ist es ein wenig Rosmarin, weil er Kraft spendet oder ein wenig Lavendel zur Entspannung.

Was Oma noch wusste – zum Beispiel, dass man zu Kartoffeln immer auch Petersilie gibt. Warum?

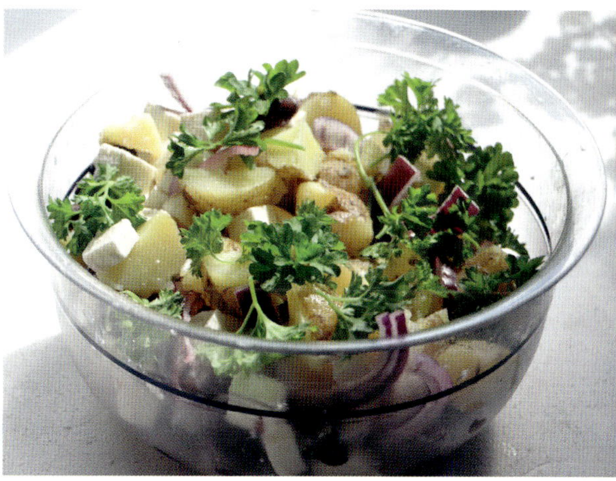

Während Kartoffeln zu Wassereinlagerung führen, hilft die Petersilie im Gegenzug bei der Entwässerung. Am Folgetag wird aus den Resten Kartoffelsalat gemacht. Auch das ist für die Verdauung ganz wichtig, denn die veränderte Stärke eignet sich als hervorragendes Präbiotikum, das die guten Bakterien nährt. Leider gibt es immer mehr Patienten mit Fruktoseintoleranz, die diese unverdauliche Stärke (Inulin) nicht vertragen. Dies ist ein Zeichen dafür, dass etwas im Darm nicht stimmt. Neben den wenigen angeborenen Störungen der Fruktoseverdauung leidet aber die Mehrzahl der Menschen an einer erworbenen Unverträglichkeit. Auch da eignet sich Vita Biosa hervorragend, weil es die Darmflora effektiv stärkt und entzündungshemmend wirkt.

Mit der Wiederherstellung der gesunden Darmflora bildet sich in der Regel auch die Fruktose-Unverträglichkeit zurück und der Körper toleriert wieder größere Mengen Fruktose. Um mich selbst gesund zu erhalten, mache ich zweimal im Jahr eine dreimonatige Kur mit Vita Biosa. Dafür eignet sich die 3-Liter-Packung optimal.

Erfahrungen aus der Therapiepraxis

■ Vita Biosa ist ein hervorragendes Präparat, manche Menschen haben jedoch Probleme mit dem Geschmack. Aufgrund unserer Ernährungsweise sind viele von uns auf die Geschmacksrichtungen süß und salzig konditioniert. Sauer und bitter werden dagegen als unangenehm empfunden. Unserer Gesundheit zuliebe sollten wir jedoch auch diese Geschmacksrichtungen wieder schätzen lernen.

Das Interessante ist, hat man erst einmal eine gewisse Menge an positiven Bakterien in den Darm eingebracht, hat man auch weniger Probleme mit dem Geschmack. Menschen, die sich sehr natürlich ernähren, können Vita Biosa problemlos pur trinken.

Während meiner Kuren trinke ich morgens und abends jeweils ein Schnapsglas. Aber das ist für viele Menschen am Anfang sehr schwer, obwohl gerade ihnen Vita Biosa so gut tun würde.

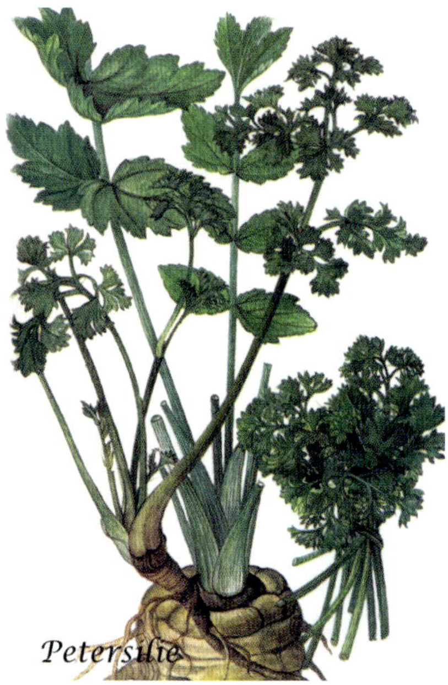

★ **Abhilfe kann hier mein Rezept für eine leckere Limonade leisten:**

Rezept für eine sommerliche Kräuterlimonade

Nehmen Sie einige Kräuter wie z. B. Zitronenmelisse, Rosmarin, Pfefferminze (alle aromatischen Kräuter eignen sich besonders gut) gießen diese mit ca. 200 ml Vita Biosa auf. Lassen Sie die Mischung über Nacht bei Raumtemperatur ziehen und fügen Sie morgens je nach Geschmack max. 0,75 Liter Wasser hinzu.

Mit einem Schuss naturtrüben Apfelsaft lässt sich die Limonade noch verfeinern und nimmt noch etwas den Essiggeschmack. Diese leckere Limonade können Sie gut gekühlt über den Tag verteilt trinken. Die Kräuter, vor allem Pfefferminze bringen einen frischen Geschmack mit und geben gleichzeitig ihre Nährstoffe an die Lösung ab.

Als Alternative können Sie Vita Biosa als Essig-Ersatz verwenden. Dazu können Sie eine saubere Sprühflasche nutzen, mit der sich Vita Biosa gleichmäßig über den Salat verteilen lässt. Nach einer Weile werden Sie merken, dass sich ein Gewöhnungseffekt einstellt und Sie Vita Biosa nur noch leicht mit Wasser verdünnen müssen. Besonders Menschen, die unter Burnout leiden, profitieren von einer konsequenten Einnahme, denn viele von Ihnen haben ein ausgeprägtes

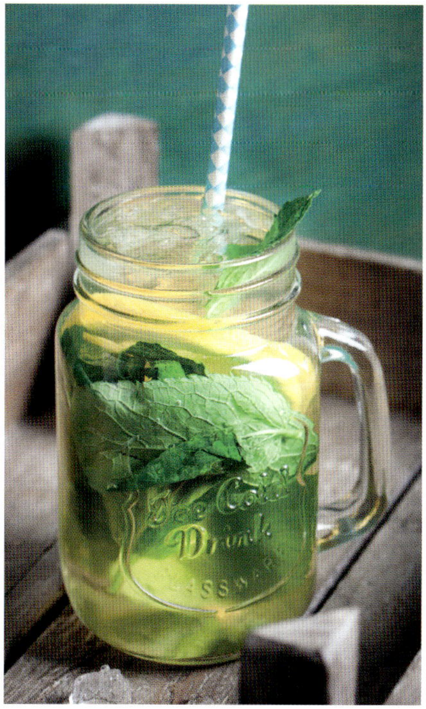

Leaky-Gut-Syndrom. Vita Biosa bringt sie wieder in Schwung und zur Unterstützung des Heilungsprozesses kann hier das Zeolith-Pulver helfen, die Darmwandintegrität zu verbessern.

Was zeichnet Vita Biosa aus?

■ Der Vorteil von Vita Biosa liegt ganz klar darin, dass es ein natürliches Lebensmittel ist, welches durch Fermentation und nicht durch einen synthetischen Prozess hergestellt wird. Fermentation ist ein natürlicher Konservierungsprozess, der eine hohe Bioverfügbarkeit der Nahrungsbestandteile bietet.

Die durch diesen Vorgang bereits vollzogene Aufspaltung der Bestandteile ist auch der Grund, warum Vita Biosa keine allergischen Reaktionen hervorruft und auch bei gravierenden Unverträglichkeiten bestens vertragen wird.

Eine bewährte Kombination aus der Praxis, insbesondere für Allergiker und Menschen mit Lebensmittelunverträglichkeiten und Darmproblemen, ist die Kombination von Vita Biosa mit Zeolith und pH+ Wasser.

Gemeinsam stellen diese die Grundregulation wieder her, so dass die Zelle wieder in der Lage ist, Nährstoffe aufzunehmen. Das Zeolith von Panaceo stärkt die Darmwand und verhindert, dass Giftstoffe in den Körper gelangen.

Vita Biosa pflegt den Darm und versorgt uns mit organischen Säuren, sekundären Pflanzenstoffen und anderen Antioxidantien. Dieser Effekt kann mit Moringa sogar noch verstärkt werden.

Es können zu Beginn einige Reaktionen auftreten, wie zum Beispiel Magenprobleme oder auch Durchfälle. Diese können durch die gleichzeitige Einnahme von Zeolith abgemildert werden.

★ **Vita Biosa wirkt dabei wie ein Katalysator und verstärkt alles, was ich dem Körper Positives zuführe. Es versorgt uns mit guten Bakterien und sorgt für eine bessere Aufnahme der wichtigsten Nahrungsbestandteile.**

Wie könnte eine Kur aussehen?

- ✔ **morgens auf nüchternen Magen pH+ Wasser - ca. 30 ml mit 100 ml Wasser verdünnt trinken“**
- ✔ **eine halbe Stunde vor dem Essen Vita Biosa - ca. 25 ml bei Bedarf verdünnt mit Wasser**
- ✔ **morgens und abends jeweils einen Stunde nach dem Essen 1 - 2 Messlöffel Zeolith in Wasser aufgeschlämmt trinken.**

Disclaimer:

Die in diesem Text wiedergegebenen Erfahrungen geben nur die Meinung der Verfasserin wieder. Sie stellen keinen medizinischen Rat dar. Die Aussagen darin sind keine Therapievorschläge und aus den Schlussfolgerungen können keine Heilversprechen abgeleitet werden. Die Autorin haftet ausdrücklich nicht für etwaig Schäden, die aus der Anwendung der hier gegebenen Informationen und Erfahrungen entstehen können. Haftungsansprüche, jedweder Art sind ausgeschlossen. Die Recherchen zu diesem Text wurden nach besten Wissen und Gewissen durchgeführt und erheben keinen Anspruch auf Vollständigkeit und Exklusivität. Bei Verdacht auf Erkrankungen konsultieren Sie bitte Ihren Arzt, Apotheker oder Heilpraktiker.

Mikronährstoffe – Metobolic Tuning-Prävention – Therapie,
Uwe Gröber, 3. Auflage 2011

TÜV SÜD-Tipp: Vorgereiftes Obst und Gemüse richtig lagern, TÜV Süd, 01.04.2015
http://www.fruchtportal.de/news/artikel/013958/tuv-sud-tipp-vorgereiftes-obst-und-gemuse-richtig-lagern

Essen ohne Pestizide,
Greenpeace e.V., 03.012
https://www.greenpeace.de/sites/www.greenpeace.../kurzinfo_pestizide_screen_0.pdf

App: „Saisonkalender".
https://www.aid.de/inhalt/app-saisonkalender-3131.html
aid Infodienst e.V.i.L, Jürgen Beckhoff, Hamburg, 07.10.2014

Sonderdruck Naturarzt
Gestörte Barrierefunktion der Darmschleimhaut, Dr. med. Dipl.-Biol. Roland Werk, 06.2010

Weitere Info's zu Vita Biosa
http://biosa.de/vita-biosa/
Biosa Vertriebsbüro, Fassung 2016

Fachinformation „Gesundheit ist Messbar – bioscan-swa Skalarwellen Analyse, Institute Dr. Rilling, Fassung 2016
Institute Dr. Rilling Inc.
www.rilling-group.com

Natürlich. Gesund. Sein
Mit der Systematischen Matrix-Regulations-Therapie s.m.a.r.t. die Selbstheilungskräfte aktivieren
Informationen über PH- und PH+ Aktivwässer / Zephyr Verlag; 1. Auflage 2016

Leaky-Gut-Studie mit PMA Zeolith, Panaceo
www.ncbi.nlm.nih.gov/pmc/articles/PMC4617723

Institut für Mikroökologie
http://www.mikrooek.de/
Medizinisches Versorgungszentrum Institut für Mikroökologie GmbH, Fassung 2016

Moringa – Sie nennen ihn den Wunderbaum,
Anja Feyerherdt, Uwe Brose,
3. Auflage Juni 2013

BDHN Fachfortbildung Ernährungskurs: „Mit ausgewogener Ernährung zum Wohlfühlgewicht"
Esther Wimmer, Februar 2016

Ernährungskonzept „Vita Prevent"
Esther Wimmer, Juni 2010

In Vita Biosa sind sieben verschiedene Stämme von Milchsäurebakterien enthalten. Diese wurden speziell wegen ihrer Eigenschaften und gesundheitsfördernden Wirkungen ausgewählt.

Im Folgenden werden diese kleinen Helfer in unserem Darmmikrobiom kurz vorgestellt:

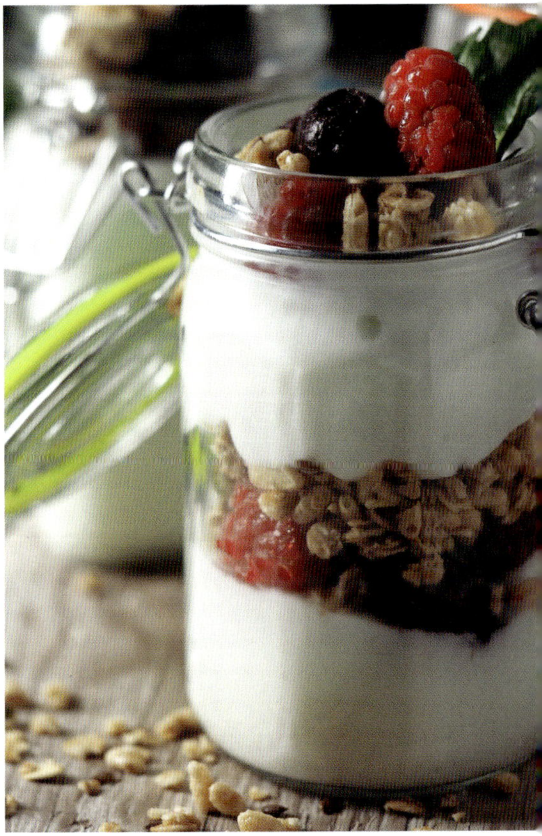

★ L. acidophilus LA5®

Der L. acidophilus LA5® gehört zu den Milchsäurebakterien und zu den am besten erforschen Bakterienstämmen. Er kommt im Mund und im Dünndarm vor und produziert aus verschiedenen Zuckerarten Milchsäure. Seine gesundheitsfördernden Wirkungen sind bereits sorgfältig analysiert und dokumentiert. Zum einen erzeugt er Vitamin K, das vom menschlichen Organismus benötigt wird, zum anderen ist er wirksam gegen verschiedene Durchfallerreger. Außerdem fanden Studien heraus, dass er Brustkrebs hemmen, Fettabbau fördern und Laktoseintoleranz mildern kann.

★ Bifidobacterium Animalis BB12®

Das Bifidobacterium Animalis BB12® lebt im Dickdarm aller Säugetiere und verstoffwechselt einfache Kohlenhydrate zu Essigsäure, Milchsäure, Vitamin B und Substanzen, die giftig für krankmachende Keime sind. Es wird auch in der Produktion von Joghurt und Kefir eingesetzt. Wenn wir ausreichende Mengen dieses Bakteriums verzehren, steigern wir unsere Widerstandsfähigkeit gegen Erkältungs- und Durchfallerkrankungen. Untersuchungen fanden auch Hinweise darauf, dass das Bifidobacterium Animalis BB12® eine wichtige Rolle bei der Bekämpfung von Krebszellen spielt. Pathogene Bakterien im Darm wandeln Nitrat zu Nitrit um, welches nachgewiesenermaßen karzinogene Eigenschaften hat. Dieser Umwandlungsprozess kann durch das Bifidobacterium BB12® deutlich reduziert werden.

★ *L. casei 431*

Dieses Bakterium findet sich im Mund und Darm. Seine besondere Aufgabe besteht darin, den Dünndarm frei von Fäulnisbakterien zu halten. Es spaltet Glucose und Fruktose und stellt Milchsäure her. L. casei 231® übt eine positive Wirkung auf den gesamten Verdauungstrakt aus, denn es vertreibt die Fäulnisbakterien, hemmt Entzündungen und nimmt Einfluss auf das Immunsystem, da es mit der Darmwand kommunizieren kann.

Es wird besonders gern bei der Erzeugung fermentierter Molkereiprodukte eingesetzt.

★ *S. thermophilus*

Die Lebensmittelindustrie liebt dieses Bakterium offenbar, denn es verleiht Produkten, wie Joghurt und Käse mit geringem Fettgehalt, ihren angenehmen Geschmack. Studien zufolge werden Symptome der Laktoseintoleranz gemildert, wenn S. thermophilus in der Darmflora vorhanden ist. Darüber hinaus produziert es Stoffe, die für schädliche Bakterien giftig sind, so dass beispielsweise der schwierige Durchfallerreger Clostridium difficile sich nicht mehr so leicht ausbreiten kann.

★ *L. lactis*

Auch L. lactis produziert Milchsäure und wird gern zur Herstellung von Bier, Wein und Käse verwendet. Da es in der Lage ist, mit der Darmwand zu kommunizieren, ist es auch für die Herstellung von innovativen Impfstoffen interessant. Darüber hinaus produziert das Bakterium einen Stoff, der pathogene Keime, wie Staphylokokken, Listerien und Klostridien hemmt.

★ *L. lactis subsp. lactis biovar diacetylactis*

Der Mikroorganismus mit dem schwierigen Namen Lactococcus lactis subsp. lactis biovar diacetylactis ist eine Unterart der L. lactis-Familie und hat daher viele ähnliche Eigenschaften. Er eignet sich für die Herstellung halbharter Käsesorten, da er dem Käse ganz ohne Zusatzstoffe eine gewisse Festigkeit verleiht. Im menschlichen Körper ist L. lactis subsp. lactis biovar diacetylactis in der Lage den Cholesteringehalt im Blut zu senken.

★ *L. pseudomesenteroides*

Leuconostoc pseudomesenteroides ist besonders beliebt in der Lebensmittelproduktion, da die Substanzen, die er während des Fermentationsprozesses produziert, besonders lecker sind. Die geschmacksverstärkende Wirkung von L. pseudomesenteroides verleiht fermentierten Milchprodukten ein buttriges Aroma und wird in erster Linie zur Herstellung von Quark, Sauerkraut, Würstchen, Joghurt, Käse, Buttermilch, Sojasauce und Gewürzgurken verwendet. Es säuert den Darm an und verdrängt Krankheitserreger, wie zum Beispiel Listerien durch seine Toxine und Säuren.

Vieles über die Wirkung von Kräutern ist uns immer noch unbekannt. Die Kräuter, die wir bereits kennen, wurden in den letzten Jahrzehnten zahlreichen Studien unterworfen.

Ein großartiges Beispiel ist die Studie, in der japanische Forscher ein Heilmittel für Hepatitis B in der Süßholzwurzel gefunden haben. Dieser Stoff ist mehr als doppelt so wirksam, wie alle bekannten Arzneimittel. Außerdem wurde Pflanzenmaterial der kanadischen Eibe patentiert und bei der Behandlung von Brust- und Lungenkrebs eingesetzt.

Die Wirkstoffe von Pflanzen sind äußerst komplex. Bei ihrer Erforschung konnten auf diese Weise Lösungswege für die Behandlung von Krankheiten gefunden werden, die so in einem Labor nicht hätten entwickelt werden können. Eine einzige Pflanze enthält eine nahezu unendliche Anzahl von verschiedenen chemischen Verbindungen, die miteinander und mit unserem Körper chemisch reagieren, und es ist eine besondere Herausforderung, das gesamte medizinische Potenzial aufzudecken.

Die Verwendung der Kräuter durch Klöster

Bereits zirka 3000 Jahre vor Christus wurde die erste uns bekannte medizinische Enzyklopädie vom chinesischen Kaiser Chin-Nong geschrieben. Sie umfasst mehr als tausend Heilpflanzen und ihre Anwendungen.

Typischerweise wurden die Pflanzen in Wasser, Wein oder Öl gekocht und sowohl innerlich als auch äußerlich angewendet. Später wurden raffiniertere Methoden entwickelt, wie Destillation der pflanzlichen Öle und Herstellung

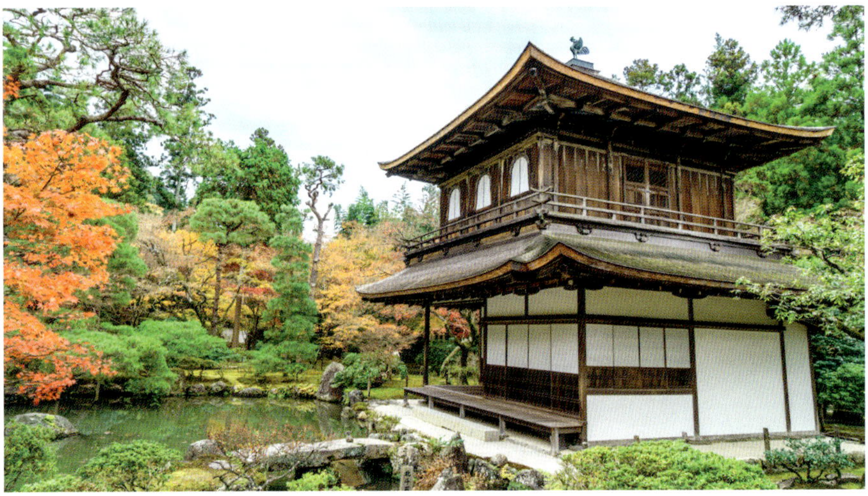

von Tinkturen. Magenbitter ist ein gutes Beispiel dafür, wie Alkohol verwendet wurde, um Wirkstoffe aus Pflanzen zu extrahieren. Viele der Gewürze, die wir heutzutage verwenden, wurden ursprünglich als Heilkräuter verwendet.

Ab 400 vor Christus und durch das gesamte Mittelalter hindurch wurden Kräuter systematisch zu medizinischen Zwecken eingesetzt. Ab dem 15. Jahrhundert spielten sie vor allem in Klöstern eine zentrale Rolle, denn diese waren für die Versorgung der Kranken und Schwachen in der Gesellschaft verantwortlich.

Ihr umfangreiches Wissen über die Kräuterheilkunde erhielten die Klöster vermutlich durch mündliche Übertragung aus verschiedenen Teilen Europas, Nordafrikas und Arabiens. Dieses Wissen wurde akribisch von ihnen gesammelt und katalogisiert.

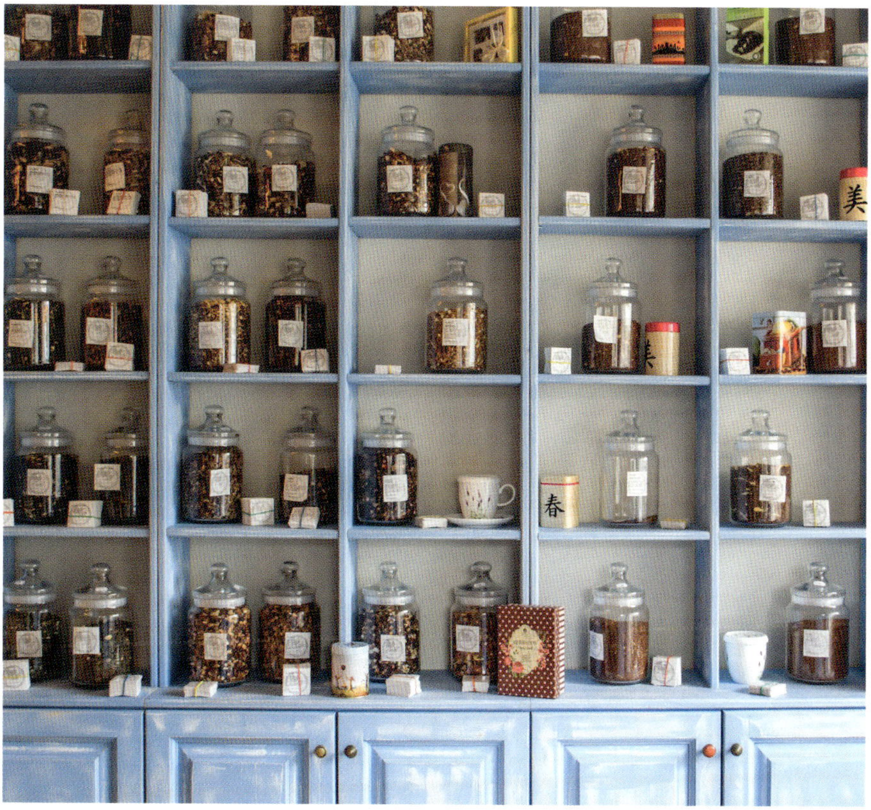

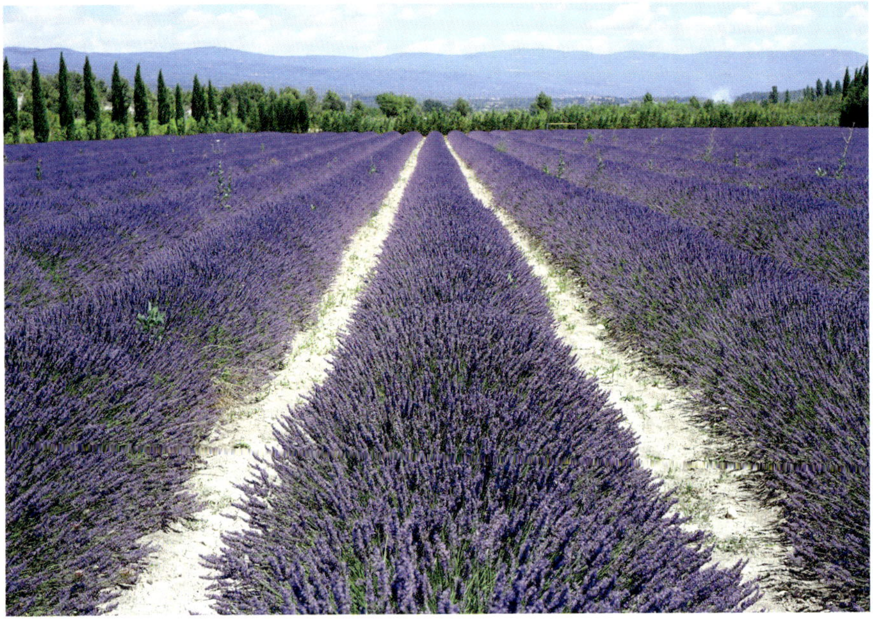

■ In der modernen Pflanzenheilkunde wird entweder die ganze Pflanze oder ein Teil davon verwendet, je nachdem, wo sich die Wirkstoffe befinden. Diese Stoffe werden mit Hilfe von Wasser, Öl, Alkohol oder Glycerin extrahiert.

Bei Vita Biosa wird für diese Zwecke reines Wasser verwendet, um die gewünschte Eigenschaft zu erhalten. Zum Beispiel sollen Bitterstoffe, Öle, Alkaloide, Anti-Oxidantien, Zucker, Säuren, Mucus (Schleim), Phytohormone, Vitamine, Mineralien, Spurenelemente und vieles mehr bei der Herstellung erhalten bleiben.

Vita Biosa wird hergestellt, indem Milchsäurebakterien 19 ausgewählte Kräuter fermentieren, die alle für ihre wohltuende Auswirkung auf die Verdauung bekannt sind.

★ ***Jedes der Kräuter besitzt zahlreiche positive Eigenschaften für den Verdauungstrakt, so dass die Kombination der Kräuter und deren verbesserte Bioverfügbarkeit zur Stabilisierung der gesamten Verdauungsfunktion beiträgt.***

★ *Anis (Pimpinella anisum)*

Anis wird sowohl als Gewürz als auch als Heilpflanze eingesetzt, vor allem, um Verdauungsstörungen entgegenzuwirken. Die Früchte sind reich an ätherischen Ölen, die, wohlgemerkt, Alkohole enthalten, und die Samen haben einen leckeren Geschmack nach Lakritz.

In Russland wurde Anis seit Generationen als Heilmittel bei Schlaflosigkeit eingesetzt, indem die Samen in Milch und Honig gekocht wurden. Das Öl wirkt schleimlösend, da es die Aktivität der Flimmerhärchen in den Atemwegen erhöht. In Ländern rund um das Mittelmeer sind die Samen immer noch in Gebrauch und durch ihre antibakterielle Wirkung lassen sie sich hervorragend für die Mundhygiene einsetzen.

✔ Anis stimuliert die Gallenproduktion und die Darmschleimhaut, verbessert die Bronchialsekretion und hat eine antibakterielle Wirkung.

✔ Er beugt Verdauungsstörungen, Bronchitis, Flatulenz, Schleim in den Atemwegen, Kopfschmerzen und schlechten Atem vor.

★ *Basilikum (Ocimum basilicum)*

Basilikum wird gern wegen seines Geschmacks, aber auch als Heilpflanze verwendet, da er verdauungsfördernde und schleimlösende Eigenschaften hat.

Die stimulierenden Substanzen sind ätherische Öle mit einem hohen Gehalt an Flavonoiden.

✔ Er gilt als Diuretikum, stärkt das Immunsystem, wirkt antimikrobiell und antibiotisch, und stimuliert die Verdauung.

✔ Tee aus Basilikum wirkt beruhigend und hat sich bei Nervosität, Schlaflosigkeit und Depressionen bewährt; außerdem bei Verdauungsstörungen, Luft und Krämpfen im Magen, Husten, Harnwegsinfektionen und bei Wurmerkrankungen des Darms.

✔ Kontrollierte Studien haben darüber hinaus gezeigt, dass Basilikum sowohl den Blutzucker als auch den Zucker im Urin reduzieren kann, so dass er im Zusammenhang mit Diabetes als besonders interessant angesehen wird.

★ *Bockshornklee (Trigonella foenum-graecum)*

Der Bockshornklee ist eine der ältesten bekannten Heilpflanzen und wird sowohl zum Kochen als auch in der Naturheilkunde eingesetzt.

Die stimulierenden Substanzen sind ätherische Öle, Steroidsaponine, Polysaccharide (Galactomannane, Mannose und Xylose), Tryptophan, Lysin, 4-Hydroxylisoleucin, Cumarine, Flavone, Sterole (auch als Sterine bezeichnet), Lecithine und Cholin.

✔ Zahlreiche Studien haben gezeigt, dass diese Heilpflanze in der Lage ist, den Blutzuckerspiegel zu senken, den LDL-Cholesterinwert zu reduzieren, dass sie schleimlösend wirkt, Verstopfung vorbeugt, die Darmschleimhaut schützt, den Appetit verbessert, Viren hemmt, das Herz kräftigt, diuretisch und entzündungshemmend wirkt, den Blutdruck senkt und Entzündungen im Körper und auf der Haut verhindert.

✔ Untersuchungen von Bockshornklee haben auch seine Wirksamkeit bei der Höhenkrankheit gezeigt und einige seiner Inhaltsstoffe haben das Interesse im Bezug auf die Krebsbehandlung erregt.

✔ Eine bemerkenswerte Eigenschaft ist seine Fähigkeit, den Appetit anzuregen. Für diesen Zweck wird es immer noch in der modernen Viehzucht verwendet.

✔ Außerdem hat er den Ruf, die Libido zu stimulieren, bisher wurde jedoch nur nachgewiesen, dass sich die Fortpflanzungsrate bei Fröschen durch Bockshornklee erhöhen lässt.

★ Dill (Anethum graveolens)

Dill ist bekannt für seinen guten Geschmack, wurde aber auch verwendet, um Verdauungsbeschwerden, Blähungen, Schlaflosigkeit und Koliken zu behandeln. Dill hat einen hohen Anteil an ätherischen Ölen, Carvon, Limonen und Dillapiol.

✔ Die Bezeichnung Dill stammt vom altsächsischen Wort für „in den Schlaf wiegen“ und genau diese Eigenschaft hat die Pflanze so bekannt gemacht. Ägyptische Quellen aus dem 15. Jahrhundert empfehlen ihn gegen Blähungen (zum Beispiel bei Koliken), bei Verstopfung, als ein verdauungsförderndes und diuretisches Mittel.

✔ Römische Gladiatoren haben es verwendet, um die Wundheilung zu beschleunigen.

✔ Eine interessante Fähigkeit ist es, dass das Wachstum von E. coli gehemmt wird, einem Keim, der für Magen-Darm-Infektionen verantwortlich ist. Der antibakterielle Effekt wurde mehrmals untersucht - jedes Mal mit denselben positiven Resultaten.

★ Wacholder (Juniperus communis)

Wacholder ist eine häufige Pflanze, die Pinene, Terpene, Flavonoide und Bi-Flavonoide enthält. Er wirkt antimikrobiell sowie stimulierend auf Verdauung und Harnausscheidung (Diurese).

✔ Traditionell wurde Weihrauch aus Wacholder als Desinfektionsmittel bei Pestepidemien verwendet und ausgekochte Rinde wurde zum Spülen von Geschirr und Gefäßen verwendet, in denen verderbliche Lebensmittel gelagert worden waren.

✔ Wacholderöl wird bei Harnwegsinfektionen, Mageninfektionen, Darmwürmern, Ödemen, Arthritis und anderen rheumatischen Erkrankungen verwendet.

✔ Salben aus Wacholder wurden bei Ausschlägen und schlecht heilenden Wunden eingesetzt.

★ *Fenchel (Foeniculum vulgare)*

Heutzutage wird Fenchel vor allem als Gemüse verwendet. Traditionell gesehen war er jedoch eine weit verbreitete Heilpflanze in den Mittelmeerländern. Fenchel enthält Flavonoide, die ein wirksamer Schleimlöser sind, er stärkt das Verdauungssystem und hat eine antimikrobielle und antimykotische Wirkung. Fenchel wird verwendet, um Koliken, Verdauungsstörungen und Flatulenz zu behandeln.

✔ Hippokrates empfahl Fenchel zur Anregung der Milchproduktion in der Stillzeit und für die Linderung von Menstruationsbeschwerden und PMS.

✔ Er wurde ebenfalls wegen seiner östrogen-artigen Eigenschaften geschätzt, da er auf diese Weise Probleme mit der Prostata reduzierte.

✔ Fenchel hat eine beruhigende Wirkung auf die glatte Muskulatur des Verdauungstraktes und der Luftröhre. Dadurch wirkt er krampflösend bei Verdauungsproblemen, Koliken, Schluckauf und Asthma.

✔ Auch im Hustensaft findet man häufig Fenchel wegen seiner antibakteriellen Eigenschaften.

★ *Holunder (Sambucus nigra)*

Holunder wächst in ganz Europa, dem Balkan, Russland und Kleinasien. Alle Teile der Pflanze, sowohl Wurzel, Blätter, Beeren als auch Blumen können verwendet werden. Holunder hat einen hohen Anteil an Vitamin C, Flavonoiden, ätherischen Ölen, Fettsäuren und Sterolen. In Skandinavien ist er seit hunderten von Jahren Teil der Naturheilkunde.

✔ Er erhöht die Produktion des Bronchialsekrets und der Magensäure, hat einen starken harntreibenden Effekt, wird aber auch wegen seiner abführenden Eigenschaften und seiner hohen Wirksamkeit bei Erkältungen und Schwellungen geschätzt.

✔ Außerdem wirkt er schleimlösend und entzündungshemmend. Im Jahre 1992 stellte ein israelisches Forscherteam fest, dass Holunder 10 verschiedene Arten des Influenza-Virus, den Herpes-Virus und den Epstein-Barr-Virus hemmt. In einer tschechischen Studie konnten Patienten mit einer Trigeminusneuralgie (Nervenschmerz im Gesicht) durch die Gabe eines Extrakts aus Holunderbeeren geheilt werden.

★ *Ingwer (Zingiber officinale)*

Ingwer ist eine Pflanze, die natürlicherweise in Südostasien wächst, aber auch in anderen tropischen Gebieten angebaut wird. Es wurden mehr wissenschaftliche Studien zu Ingwer durchgeführt, als zu irgend einer anderen Pflanze.

Er enthält ätherische Öle, Gingerol und Zingiberol, verhindert Verstopfung, stimuliert die Gallenproduktion, die Darmtätigkeit (Darmperistaltik) und die Produktion von Magensaft. Darüber hinaus wird Ingwer verwendet, um Blähungen und Giftstoffen im Darm zu entgegenzuwirken.

✔ In einer chinesischen Studie konnten 70% der Patienten mit Ruhr (die von einer bakteriellen Infektion verursacht wurde) durch die Gabe von Ingwer geheilt werden. Ausgedehnte klinische Studien aus dem Jahre 1994 dokumentierten, dass Ingwer genauso wirksam gegen Übelkeit ist, wie synthetische Arzneimittel, jedoch ohne ihre sedativen Nebeneffekte.

✔ Es wurde auch eine positive Wirkung auf einige Arten von Arthritis festgestellt, und dass Ingwer ebenso wie entzündungshemmende Medikamente (zum Beispiel Aspirin und Ibuprofen) Fieber senkt, Schmerzen unterdrückt, Entzündungen hemmt und das Blut verdünnt. Dennoch beeinträchtigt Ingwer nicht die Fähigkeit des Blutes zur Koagulation (Blutgerinnung) und hat keinen negativen Einfluss auf den Magen, wie es bei herkömmlichen Schmerzmitteln der Fall ist.

✔ Vita Biosa Hagebutte enthält neben Ingwer auch Hagebutte, die ebenfalls eine positive Wirkung auf Arthritis hat.

★ *Echter Engelwurz (Angelica archangelica)*

Echter Engelwurz wächst nur in Nordeuropa und ist nicht aus anderen Regionen bekannt. Traditionell war er eine wichtige Nahrungsquelle und eine Heilpflanze der Sámi im Norden Fennoskandinaviens und der grönländischen Inuit. Die Wirkstoffe in Engelwurz sind ätherische Öle, Furocumarine, Xanthotoxin, Angelicin, Gerbstoffe, Cumarine und Flavonoide.

✔ Die Wurzel wird bei der Therapie von Erkrankungen des Verdauungstraktes verwendet, da sie eine beruhigende und antiseptische Wirkung hat.

✔ Darüber hinaus stimuliert sie die Immunreaktion und die Produktion von Magensaft, Galle und Bauchspeicheldrüsensekret. Engelwurz wird eingesetzt, um kolikartige Bauchschmerzen, Verdauungsstörungen, Aerophagie (Luftschlucken), Blähungen, Enterokolitis (Dünndarm- und Dickdarmentzündung), Geschwüre, Angstzustände und nervöse Schlafstörungen zu behandeln .

✔ Im 18. und 19. Jahrhundert wurde er gegen Infektionen, wie Ruhr und Cholera, eingesetzt. Die Pflanze wirkt doppelt, weil sie selbst antibakteriell ist und zusätzlich die Produktion von Magensaft erhöht, der wiederum eine natürliche Schutzbarriere gegen Bakterien bildet.

★ *Kerbel (Anthriscus cerefolium)*

Kerbel wurde in der Regel als Geschmacksverstärker und Gewürz verwendet. Sein Geschmack ähnelt Anis und Fenchel und er besitzt viele ihrer positiven Eigenschaften.

✔ Seine Wirkstoffe umfassen ätherische Öle, Apiin sowie Glykoside und er wurde vorwiegend als Diuretikum und als Mittel gegen Blähungen und andere Verdauungsbeschwerden eingesetzt.

★ *Süßholzwurzel (Glycyrrhiza glabra)*

Die Süßholzwurzel wächst vornehmlich in Mittelmeerländern, dem Balkan, Russland, Kaukasus, Türkei, dem Nahen Osten, China und der Mongolei. Wie der Name bereits andeutet, wird die Wurzel der Pflanze verwendet. Die Süßholzwurzel hat ein sehr breites Anwendungsspektrum.

✔ Über die gesamte Geschichte der Heilkräutermedizin findet die Süßholzwurzel immer wieder Erwähnung. Sie wurde bei Magen- und Zwölffingerdarmgeschwüren eingesetzt, bei Mundgeruch und Entzündungen des Rachens und der Bronchien.

✔ Sie ist schleimlösend, krampflösend, antimikrobiell, entzündungshemmend und hat eine schützende Wirkung auf die Leber.

✔ Die Wirkstoffe Glycyrrhizin und Glycyrrhizinsäure aus der Wurzel haben vielversprechende Untersuchungsergebnisse erzielt. Ihr antiinflammatorischer (entzündungshemmender) und antiallergischer Effekt kann die Symptome von Arthritis, Hypersensitivität, chronischer Hepatitis und Leberzirrhose lindern.

✔ Glycyrrhizin ist darüber hinaus eines der bestdokumentierten, antiviralen Pflanzenstoffe. Studien haben eine signifikante Wirkung auf verschiedene Virenarten, wie Influenza-Viren, Erkältungsviren und HIV nachgewiesen.

✔ Die Wurzel unterstützt darüber hinaus den Magen bei der Produktion seiner schützenden Schleimschicht, so dass Patienten, die keine Besserung in der medikamentösen Behandlung von Geschwüren gezeigt hatten, bei der Behandlung mit der Süßholzwurzel eine Verbesserung um 90% erreichen konnten.

★ *Oregano (Origanum vulgare)*

Oregano stammt aus Griechenland. Die meisten Menschen assoziieren Oregano mit Pizza, aber die Pflanze wurde auch als Medizin verwendet und enthält die Wirkstoffe Carvacrol, Thymol und Tannine.

✔ Sie stimuliert im Allgemeinen die Verdauung und den Appetit und hat eine entzündungshemmende Wirkung.

✔ Sie lindert Magenschmerzen, Diarrhoe und Flatulenz und durch ihre beruhigende Wirkung auch Angstzustände, Anspannung, nervöse Unruhe und Hyperaktivität.

★ *Pfefferminze (Mentha piperita)*

Von allen Minze-Arten ist die Pfefferminze die am meisten verwendete. Sie wird vielen verschiedenen Produkten als Aroma zugesetzt, nicht zuletzt auch in Form von Menthol.

Es gibt mehr als 20 verschiedene Sorten Minze und die meisten sind bereits seit der Antike bekannt. Die Pfefferminze enthält Wirkstoffe wie Menthol, Rosmarinsäure, Flavonoide, Tannine, Phenolsäuren, Triterpene, Carotinoide und Cholin.

✔ Die Pflanze wirkt Übelkeit und Brechreiz entgegen. Durch ihre krampflösende und beruhigende Wirkung stimuliert sie das gesamte Verdauungssystem.

✔ Klinische Studien haben gezeigt, dass sie die Symptome des Reizdarmsyndroms, einer schwer medikamentös zu behandelnden Erkrankung, dämpft.

✔ Ihre antibakterielle Wirkungsweise macht man sich zunutze, um die Symptome einer Lebensmittelvergiftung zu lindern, und das Öl hemmt das Wachstum von Salmonellen und Listerien.

✔ Ebenso wirksam hat sie sich bei Herzklopfen, Magenbrennen, Verdauungsstörungen, Blähungen, Durchfall und Schlaflosigkeit gezeigt. Sie ist krampflösend, antibakteriell, antiviral, antimykotisch und fördert die Absonderung von Gallensekret.

★ *Petersilie (Petroselium crispum)*

Petersilie ist eine sehr geschätzte Heilpflanze, die einen hohen Anteil an Mineralien, Apiol, Myristicin, Flavonoiden, Furanocumarinen, Eisen, Kalzium, Silizium, Kalium, Vitamin A, C und E, Folsäure und Polysacchariden hat. Sie ist eine vielseitige Pflanze, die sowohl zur Geschmacksverfeinerung als auch in der Naturheilkunde Verwendung findet.

✔ Medizinisch betrachtet ist sie ein effektives Diuretikum und stärkt zusätzlich den Magen. Die harntreibende Wirkung ist bereits sehr gut dokumentiert, so dass

Petersilie als Alternative zur konventionellen Therapie von Bluthochdruck und Harnwegsinfekten empfohlen wird.

✔ Studien haben ebenfalls gezeigt, dass die Substanzen, die in der Petersilie enthalten sind, die negative Wirkung von krebserregenden Substanzen reduzieren.

✔ Die alten Griechen verwendeten sie, um Harnsteine und Gallensteine zu heilen.

✔ Neueste Studien haben Hinweise gefunden, dass die Bildung von Histamin, einem Stoff, der allergische Reaktionen in Gang setzt, durch Petersilie unterdrückt wird.

★ Römische Kamille (Matricaria recutita)

Die Römische Kamille ist bitterer als die reguläre Kamille und wird in der Regel zur Geschmacksverfeinerung, vor allem in Tee, verwendet. Ihre stimulierenden Inhaltsstoffe sind Sesquiterpenlacton und Polyacetylene (auch Polyethin genannt), Flavonoide, Phenolcarbonsäuren, Polysaccharide (Galactose, Arabinose, Xylose) und Cholin.

✔ Sie ist eine sehr geschätzte Heilpflanze, die Krämpfe lindert, entzündungshemmend wirkt und bereits seit dem 1. Jahrhundert vor Christus bei Verdauungsproblemen eingesetzt wurde.

✔ Sie zeigt erstaunliche Wirksamkeit bei der Behandlung von Magen- und Zwölffingerdarmgeschwüren. Sie dämpft nicht nur die Symptome, sondern heilt die eigentlichen Geschwüre.

✔ Ferner ist sie weit verbreitet bei Entzündungserscheinungen des Magen-Darm-Traktes, Morbus Crohn, Darmkatarrh und Reizdarm, wo sie durch ihre antibakterielle und antimykotische Wirkung hilft.

✔ Sie wirkt auch beruhigend, was sie zu einem wertvollen Mittel bei der Behandlung von Stress, Angstzuständen, Unruhe und Hyperaktivität macht.

★ Rosmarin (Rosmarinus officinalis)

Rosmarin ist nicht nur wegen seines Geschmackes, sondern auch wegen seiner medizinischen Eigenschaften sehr beliebt. Er enthält Trichlorethylene, Terpinene, Tannine, Flavonoide, Carnosolsäure (Rosmarinicin), Phenolsäuren und eine Vielzahl an Antioxidantien, die freie Radikale bekämpfen und vor Zellalterungsprozessen schützen.

✔ Rosmarin ist dafür bekannt, dass er Krämpfe und Verdauungsbeschwerden lindert und die Leber stärkt.

✔ Er ist antibakteriell und insgesamt anregend.

✔ Darüber hinaus wird er als Mittel gegen Bauchschmerzen, Koliken, Kopfschmerzen, eingeschränkter Leberfunktion, Verstopfung, Bronchitis, Husten, asthmatische Spasmen und Bluthochdruck eingesetzt.

✔ Er ist krampflösend und antibakteriell.

★ *Salbei (Salvia officinalis)*

Der Name „Salbei“ bedeutet „heilen“. Er enthält Trichlorethylen, Terpinene, Gerbstoffe, Thujone und Flavonoide. Die Forschung hat gezeigt, dass der Wirkstoff Thujon im Öl aus der Pflanze eine starke antiinflammatorische, antiseptische und verdauungsfördernde Wirkung hat.

✔ Es beugt Diarrhoe vor, hemmt das Wachstum von pathogenen Keimen im Darm, ist antimikrobiell und antiviral und stimuliert die Produktion und Sekretion von Magensaft und Galle.

✔ Die antiseptische Wirkung hat sich häufig als hilfreich bei der Behandlung von Gingivitis (Entzündung der Mundschleimhaut), Zahnschmerzen und Halsschmerzen erwiesen.

✔ Salbei enthält zusätzlich Substanzen, welche die Verbreitung von Candida-Pilzen unterdrücken.

★ *Große Brennnessel (Urtica dioica)*

Die Große Brennnessel wurde seit dem Mittelalter für eine Reihe von Anwendungsgebieten benutzt. Sie wurde zu einem feinen, jedoch strapazierfähigem Stoff gewebt, als Nahrungsmittel und nicht zuletzt zu medizinischen Zwecken verwendet.

Die Große Brennnessel enthält Flavonoide (Kaempferol), Silikate, Histamin, Serotonin, Kalium, Silizium, freie Aminosäuren, Chlorophyll und Acetylcholin.

✔ Sie wirkt entzündungshemmend, als Diuretikum und hat einen positiven hormonalen Effekt auf die Prostata.

✔ Sie wird verwendet, um Arthritis und andere rheumatische Erkrankungen zu lindern sowie um Heuschnupfen, Asthma und Juckreiz durch Insektenstiche zu behandeln.

✔ Die große Brennnessel kann den Hämoglobin-Gehalt des Blutes ausgleichen und es wurde gezeigt, dass sie einen positiven Effekt auf die gutartige Prostatitis hat.

✔ Allgemein stimuliert sie das Verdauungssystem und hat reinigende Eigenschaften. Pharmakologische Studien zeigen, dass sie die Ausscheidung von Chlorid und Harnstoff über die Nieren erhöht.

★ *Thymian (Thymus vulgaris)*

Thymian besitzt nicht nur eine runde und aromatische Geschmacksnote, sondern ist auch für seine entzündungshemmende, antibakterielle und schleimlösende Wirkung bekannt.

Thymian enthält Thymol, Borneole, Carvacrol, Terpenoide, Flavonoide, Saponine, Antioxidantien sowie Kohlensäure und wird oft als pflanzliches Heilmittel für Lungenerkrankungen, krampfartigen Husten, Verdauungsstörungen, Durchfall, Blähungen, Müdigkeit und Herpes eingesetzt.

✔ Thymian erleichtert auch bronchiale Krämpfe und stimuliert die Produktion des Bronchialsekrets.

✔ In den letzten Jahren war Thymian Gegenstand zahlreicher Untersuchungen, die sich vor allem auf seine antiseptischen und konservierenden Eigenschaften durch Thymol, eine stark desinfizierende Substanz, konzentriert haben.

Aus diesem Grund ist Thymian ein gutes Mittel bei Mageninfektionen, Durchfall, Blähungen, Katarrh und Ruhr.

✔ Englische Studien haben festgestellt, dass die schleimlösenden und krampflösenden Eigenschaften der Pflanze genauso gut bei Bronchitis wirken, wie synthetisch hergestellte Arzneimittel.

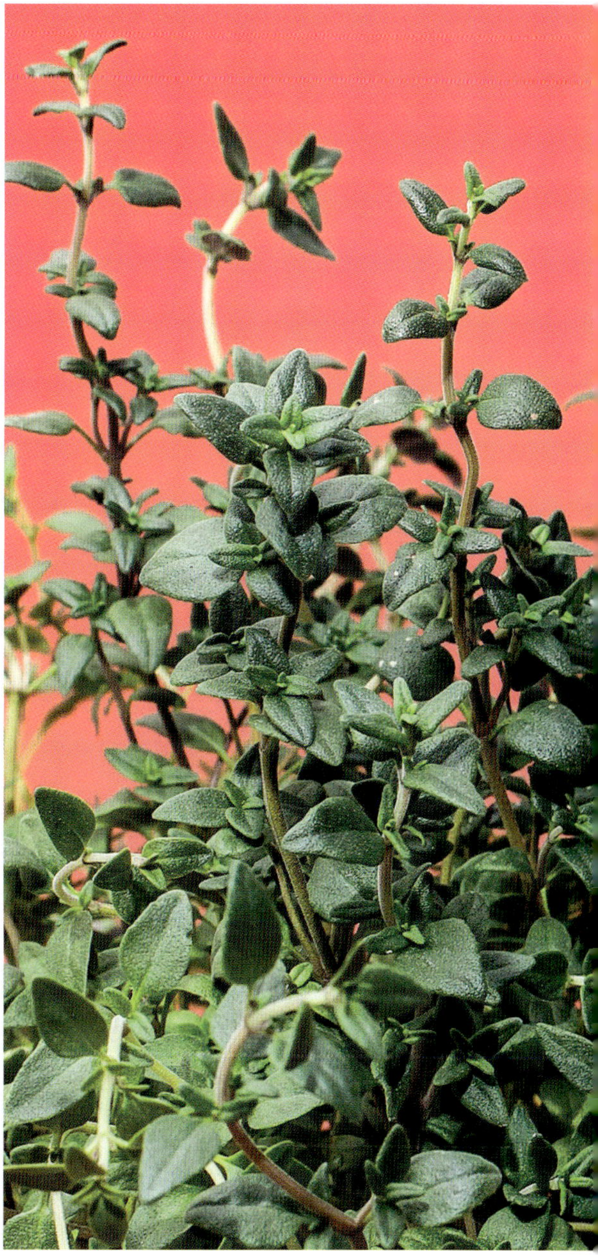

Vita Biosa ist mehr als „nur“ ein probiotisches Getränk.

Die sorgfältig ausgesuchte Zusammenstellung der Kräuter mit ihrer heilenden Wirkung auf unser Verdauungssystem versorgt den Organismus zudem mit wichtigen Antioxidantien, die der Körper braucht, um die täglich anfallenden „freien Radikale“ (aggressive Sauerstoffverbindungen) abzufangen.

Bei vielen Krankheitsgeschehen spielt der aktivierte Sauerstoff, ein hochreaktives Sauerstoffmolekül, eine entscheidende Rolle. Diese „Sauerstoffradikale“ (genaugenommen werden sie als „reaktive Sauerstoffspezies“, ROS, bezeichnet) entstehen überall im Körper, auch bei ganz natürlichen Vorgängen, wie der Zellatmung und bei Entzündungsprozessen. Diesen Vorgang bezeichnet man als „oxidativen Stress“. Um diesem auszugleichen, verfügt der Körper über eine Reihe raffinierter Methoden. Problematisch wird es jedoch, wenn weitere Faktoren hinzukommen, die oxidativen Stress verursachen und immer wieder große Mengen an Sauerstoffradikalen freisetzen.

„Oxidativer Stress“ stellt eine Belastung für den Körper dar

Das passiert beispielsweise bei anhaltendem Stress, schlechter Ernährung, zu viel Sonneneinwirkung, zu großer körperlicher Anstrengung (zum Beispiel

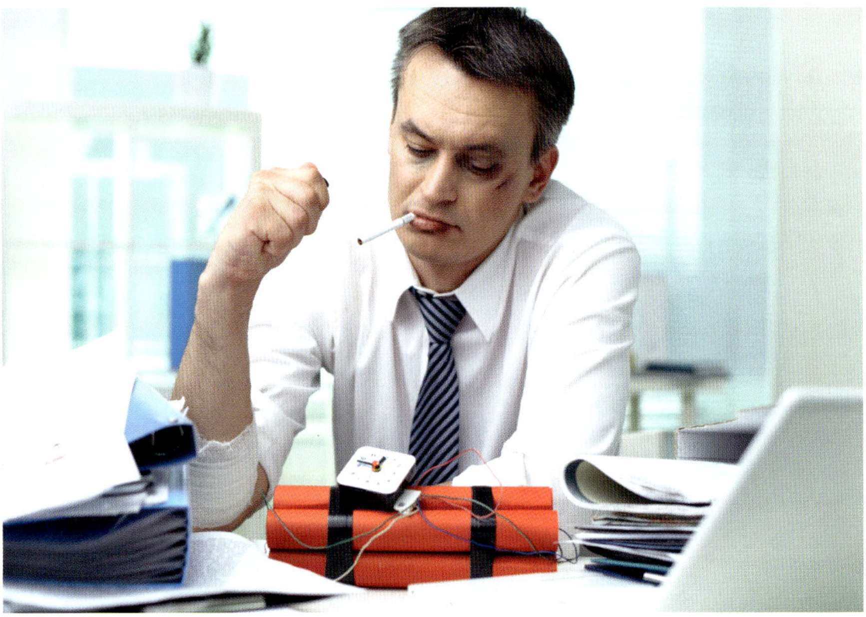

durch Übertraining beim Sport) und übermäßiger Belastung mit Umweltgiften.

Auch das Rauchen und der Genuss von Alkohol gehören unbedingt dazu. Vor allem in Kombination können solche Belastungsfaktoren schnell dazu führen, dass die antioxidativen Reserven des Körpers erschöpft sind, so dass dieser nicht mehr in der Lage ist, den Sauerstoffradikalen entgegenzuwirken. Wenn aktivierter Sauerstoff dann ungebremst den Körper „angreift", steigt das Risiko krank zu werden. Antioxidantien, die wir über die Nahrung aufnehmen, sind also wertvolle Substanzen, die unserem Körper helfen, seine Reserven wiederaufzufüllen. Wenn wir gesund bleiben möchten, müssen wir dem Körper stets eine Auswahl an Antioxidantien zur Verfügung stellen, so dass er sich selbst mit dem Nötigen versorgen und kleine Schäden schnell reparieren kann.

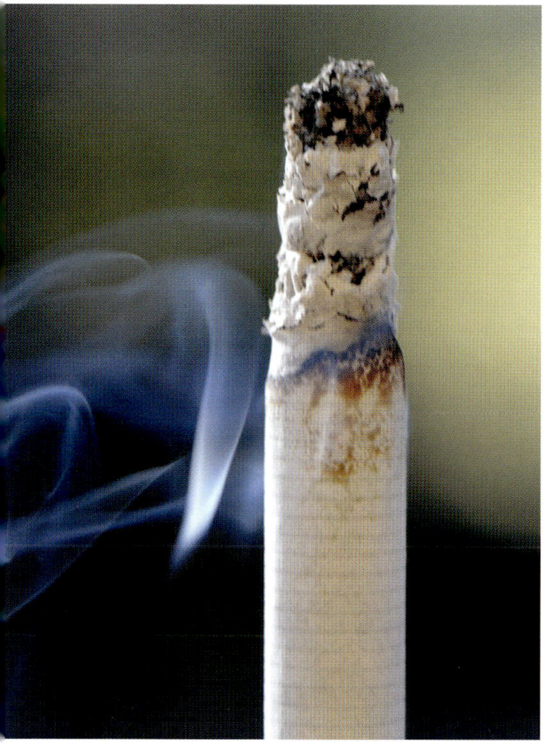

Antioxidantien gegen oxidativen Stress und vorzeitige Alterung

■ Zu den wirkungsvollsten Antioxidantien gehören unter anderem Vitamin C, Vitamin E und Betakarotin. Diese spielen übrigens auch bei allen Anti-Aging-Konzepten eine entscheidende Rolle, denn auch der Prozess des Alterns wird maßgeblich von „freien Radikalen" beschleunigt.

Wenn wir unserem Körper alles bieten, was er zum Erhalt seiner Funktion braucht, dann wird er selbst dafür sorgen, dass er „jung" und weitgehend frei von Verschleißerscheinungen bleibt – immer nach dem Gesetz:

★ ***Gesundes wird gesund erhalten, Krankes wird abgebaut.***

Gesunde Pflanzen, Tiere und Menschen werden nicht von schädlichen Krankheitserregern heimgesucht, seien es Bakterien, Viren oder Pilze, denn ihr Immunsystem ist stark genug, um mit ihnen fertigzuwerden.

Wodurch kommt die Wirkung von Vita Biosa zustande?

Ein schonender Herstellungsprozess

Im letzten Kapitel konnten Sie erfahren, dass Vita Biosa aus wertvollen Kräutern und nützlichen Mikroorganismen besteht, die zusammen eine hervorragende Arbeit in unserem Körper leisten. Die in Vita Biosa enthaltenen Mikroorganismen gehören zur Gruppe der Milchsäurebakterien, die in einer ausgewogenen menschlichen Darmflora auf natürliche Weise vorkommen.

Bei der Herstellung werden die Milchsäurebakterien und Kräuter mit Wasser und Zuckerrohrmelasse vermischt, wo sie sich vermehren können. Während des Fermentationsprozesses wandeln sie den Zucker in organische Säuren um, bis der gesamte Zucker verbraucht ist – ein Effekt, der dem Getränk gleich mehrfach zugute kommt.

Zum einen wird das Getränk dadurch zuckerfrei und liefert dem Körper stattdessen wertvolle organische Säuren, wie Milchsäure und Essigsäure (zu ihrer Wirkung im Körper kommen wir zu einem späteren Zeitpunkt zurück). Zum anderen entsteht durch die anfallende Säure ein saurer pH-Wert von 3,5, der das Getränk konserviert und die Milchsäurebakterien in einem schlummernden Zustand hält. Sobald sie dann in den menschlichen Körper gelangen und im

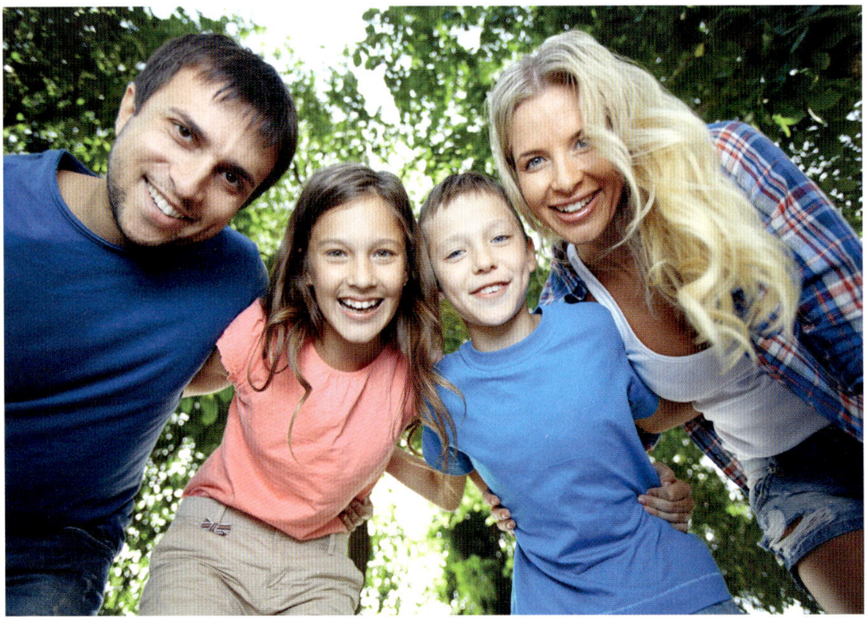

Verdauungstrakt Nahrung vorfinden, erwachen sie aus dem Schlummerzustand, vermehren sich und fangen an ihre positive Wirkung in unserem Körper zu entfalten.

Die in Vita Biosa verwendeten Kräuter sind seit Jahrhunderten für die Pflege der Gesundheit im Gebrauch. Vor allem sind sie aufgrund ihrer unterstützenden Wirkung auf die Verdauung beliebt und versorgen den Organismus obendrein mit wichtigen Antioxidantien, die der Entwicklung von „freien Radikalen" (aggressiven Sauerstoffverbindungen) entgegenwirken. Bei der Herstellung werden die neunzehn verschiedenen Kräuter aus biologischem Anbau von den Milchsäurebakterien fermentiert.

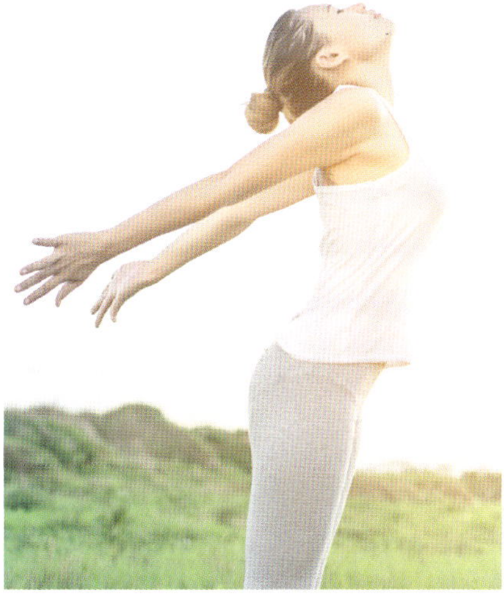

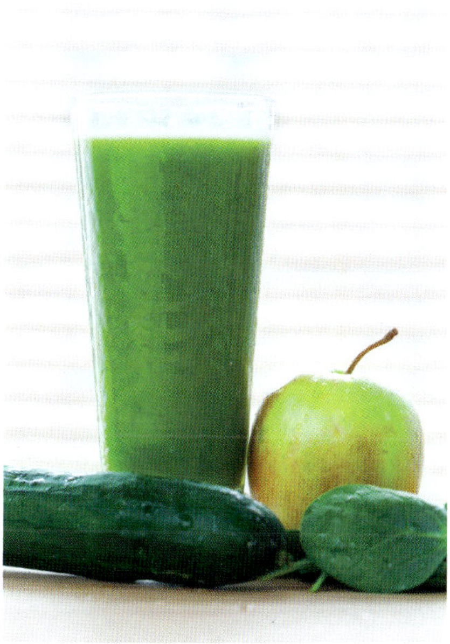

Dadurch werden die nützlichen Bestandteile der Kräuter in Vita Biosa konserviert, was auch empfindliche Substanzen für eine lange Zeit haltbar macht. Zudem haben die Kräuter einen positiven Einfluss auf die Mikroorganismen, was zu einem synergetischen Effekt führt, bei dem sich der Wirkungsgrad der Kräuter und der Mikroorganismen durch das Zusammenspiel der einzelnen Bestandteile erhöht.

Am Ende entsteht ein biologisches Kräuterfermentgetränk – ein hundertprozentiges Naturprodukt, das nicht nur frei von Konservierungsstoffen ist, sondern weder Zucker, noch Gluten, Laktose oder Histamin enthält. Damit ist Vita Biosa ganz besonders verträglich.

Was passiert, wenn man Vita Biosa trinkt?

■ Sobald die Mikroorganismen in Vita Biosa den menschlichen Verdauungstrakt erreichen und dort geeignete Nahrung vorfinden, erwachen sie aus ihrem Ruhezustand und fangen an, Nahrungsbestandteile zu verstoffwechseln und sich zu vermehren. Bei der Zersetzung der Nährstoffe durch die Milchsäurebakterien entstehen wertvolle organische Säuren, zum Beispiel Milchsäure, die den pH-Wert im Verdauungstrakt regulieren und auf diese Weise die Entwicklung krankmachender Keime (wie Fäulnisbakterien oder Pilze) hemmen. Zudem arbeiten die Milchsäurebakterien mit anderen nützlichen Mikroorganismen im Darm zusammen und können schädliche Mikroorganismen sogar verdrängen. Eine stabile gesunde Darmflora gewährleistet also nicht nur eine optimale Aufnahme von Nährstoffen durch ihre „Verdauungshilfe", sie schützt auch unseren gesamten Organismus vor schädlichen Keimen.

Organische Säuren als Schutz vor Krankheiserregern

■ An dieser Stelle möchte ich kurz auf die organischen Säuren eingehen, weil sie so wenig bekannt sind und doch eine so wichtige Rolle im Körper spielen. Es werden eine ganze Reihe verschiedener organischer Säuren von den probiotischen Bakterien produziert, denn sie sind eine wirksame „Waffe", die sie im „Kampf" um den verfügbaren Platz auf der Darmwand gegen ihre Konkurrenten (die Fäulnisbakterien, Pilze und Viren) einsetzen. Das saure Milieu, das durch die anfallenden Säuren entsteht, verhindert, dass krankmachende Bakterien gedeihen und sich vermehren, während die optimalen Lebensbedingungen für nützliche Bakterien, wie die Milchsäurebakterien, dadurch aufrechterhalten werden.

Pathogene Keime sind meist Fäulnisbakterien, die im Gegensatz zu unseren nützlichen Bakterien gern in einer alkalischen (basischen) Umgebung leben. Fäulnisbakterien produzieren Substanzen wie Ammoniak, das die Säuren neutralisiert, um ihre Umgebung auf diese Weise alkalischer (also weniger sauer) zu machen. Für uns ist Ammoniak aber giftig, denn in hohen Konzentrationen kann es unser zentrales Nervensystem schädigen. Häufig ist das Säure-Basen-Gleichgewicht in unserem Körper ohnehin gestört, zum Beispiel durch die Einnahme bestimmter Medikamente. Wer beispielswiese regelmäßig hochdosierte Antazida zu sich nimmt, um die Magensäure zu neutralisieren, bringt seinen Säure-Basen-Haushalt damit aus dem Gleichgewicht.
Auch die Säureproduktion im Körper kann ins Stocken geraten, wenn Antibiotika die Zahl der Milchsäure produzierenden Bakterien drastisch reduzieren. Beide Szenarien ermöglichen es Pilzen und anderen pathogenen Keimen, die Kontrolle zu übernehmen.

Organische Säuren als Energielieferanten

Organische Säuren sind Teil einer Nährstoffgruppe, die als kurzkettige Fettsäuren bezeichnet werden. Bis zu zehn Prozent unserer gesamten Energie zieht sich der Körper aus solchen Fettsäuren. Hauptsächlich stammen diese aus der Nahrung, ein großer Teil davon wird aber auch durch die nützlichen Bakterien gebildet, indem sie unverdauliche Ballaststoffe aus unserer Nahrung zersetzen.

Auf diese Weise leisten sie doppelt gute Arbeit: auf der einen Seite versorgen sie uns mit Nährstoffen an die wir alleine nicht drankommen würden, weil wir keine Ballaststoffe verdauen können. Zum anderen produzieren sie wertvolle Säuren. Darunter sind Milchsäure, Essigsäure, Buttersäure, Propionsäure und Bernsteinsäure.

Der Darm benötigt diese Säuren, um den Körper gesund zu erhalten. Die Darmschleimhaut, zum Beispiel, wird einzig durch Buttersäure ernährt, während Essigsäure die Durchblutung und Verdauung anregt, so dass ein kontinuierlicher Weitertransport des Nahrungsbreis erfolgt. Propionsäure hilft unserer Leber bei der Energiegewinnung und Milchsäure wird als Signalsubstanz verwendet, wenn die Darmflora mit dem Immunsystem „kommuniziert“.

In Vita Biosa findet man reichlich wertvolle organische Säuren, die bei der Verwertung der Zuckermelasse durch die Bakterien entstanden sind. So kann unser Körper bereits beim Verzehr von diesen Substanzen profitieren, noch bevor die Bakterien ihre Arbeit in unserem Verdauungssystem aufgenommen haben.

★ *Milchsäure*

Milchsäure besitzt eine ganze Reihe positiver Wirkungen, vor allem ist sie antimikrobiell und antimykotisch, aber auch eine hervorragende Energiequelle für Muskelzellen, Herz und Gehirn.

In erster Linie kennen wir sie natürlich von Milchprodukten, wie Joghurt, Quark und Saure Sahne, die mit Hilfe von Lactobacillus- oder Bifido-Stämmen hergestellt werden. Der darin enthaltene Milchzucker (Laktose) dient dabei als Basis für die Fermentation und wird von den Bakterien in Milchsäure umgewandelt. Da sie antioxidative Eigenschaften besitzt, wird Milchsäure auch gern als pH-Stabilisator und Konservierungsmittel verwendet und bei Roggen- oder Sauerteigbrot kann sie als Verstärker des Fermentationsprozesses wirken.

Wenn wir Milchsäure zu uns nehmen, dann können wir damit den pH-Wert im Darm stabilisieren und die Zusammenarbeit der Darmflora mit dem Immunsystem verbessern. Übrigens - auch unsere Muskeln können Milchsäure produzieren, wenn sie unter sauerstoffarmen Bedingungen arbeiten müssen: bei einer plötzlichen starken Energiefreisetzung erhalten sie nämlich zu wenig Sauerstoff, den sie für die Energiegewinnung brauchen und schalten auf „Notversorgung“ um, bei der Milchsäure in Form von Laktat anfällt.

★ *Essigsäure*

Essigsäure ist uns vor allem aus dem Essig bekannt, die ihm seinen sauren Geschmack und den leicht stechenden Geruch verleiht. Sie wird jedoch auch gern wegen ihrer konservierenden Eigenschaften verwendet – jeder kennt Essiggurken oder anderes sauer eingelegtes Gemüse. Durch das saure Milieu wird das Wachstum pathogener Keime gehemmt und die Haltbarkeit der Lebensmittel lässt sich auf diese Weise deutlich verlängern.

Essigsäure wird auch bei der Herstellung vieler Produkte benötigt, von PET-Flaschen über Klebstoff bis hin zu Entkalkern. Wenn wir Essigsäure zu uns nehmen, profitieren wir von ihren positiven Eigenschaften, denn durch sie wird der pH-Wert stabilisiert und die Durchblutung und Darmbewegung anregt. So wird die Nahrung immer weiter durch das System transportiert.

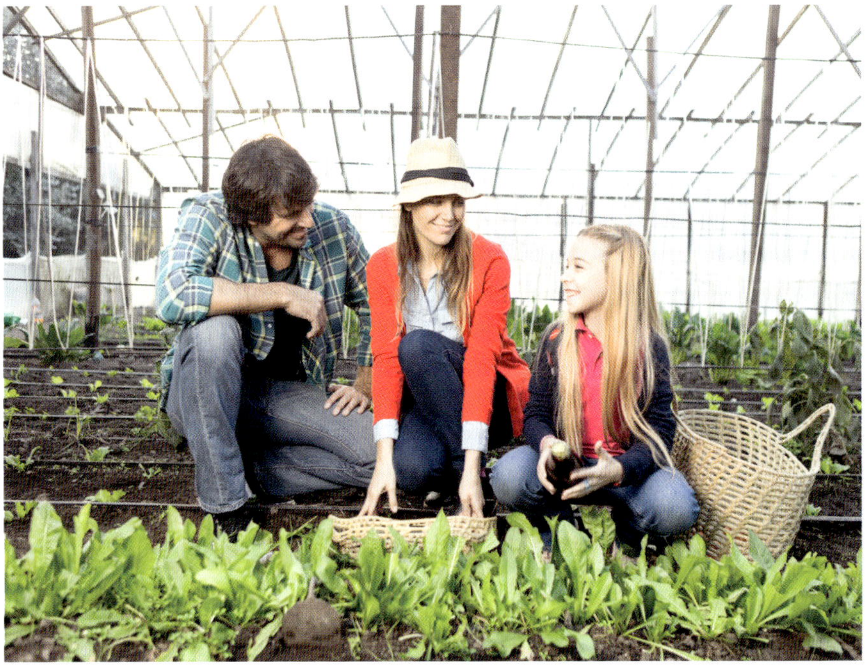

Kräuter, organische Säuren und effektive Mikroorganismen - eine wirkungsvolle Kombination

Das Resultat ist eine Wiederherstellung des biologischen Gleichgewichts im Darmsystem. Vita Biosa wirkt direkt auf die Darmschleimhaut und hilft bei Darmkrankheiten wie Morbus Crohn, Dünndarmentzündungen, Nahrungsmittelintoleranzen,Verstopfung, Pilzbefall und vielen mehr.

Die Tatsache, dass etwa 70-80 Prozent unseres Immunsystems im Darm angesiedelt sind, bietet eine Erklärung dafür, dass man mit Vita Biosa auch bei Leiden wie Gicht, Migräne, Asthma, allgemeinen Atemwegserkrankungen und Ekzemen gute Erfolge erzielen kann. Die meisten Menschen erleben bei der Einnahme schnelle Erfolge, in Einzelfällen können aber auch sogenannte Ausmerzungssymptome auftreten:
manche berichten von vorübergehenden Durchfällen, fauligem Geruch bei der Darmausscheidung oder einer erhöhten Säurebildung im Darm. Auch Müdigkeit und Hautausschläge können vorübergehend auftreten.

In solchen Fällen empfiehlt sich, zumindest in den ersten Wochen, eine begleitende Entgiftungskur mit Zeolith-Klinoptilolith[3], das die anfallenden Giftstoffe direkt im Darm bindet und über den Verdauungskanal ausscheidet. Dadurch lassen sich die Symptome der Erstverschlimmerung mildern oder sogar ganz verhindern.

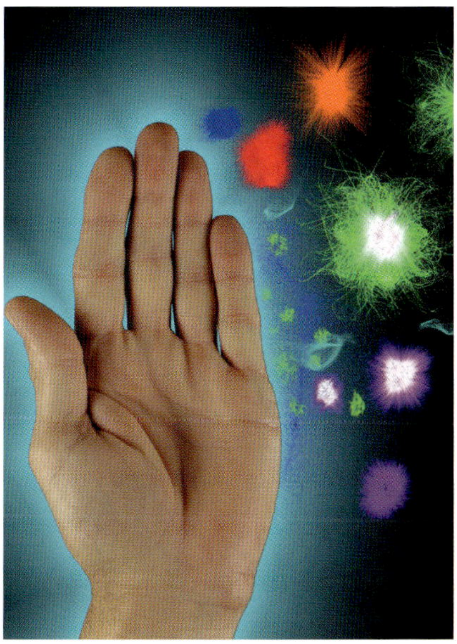

★ VITA BIOSA wird mittlerweile von Millionen Menschen eingenommen - und das mit großem Erfolg.

Meldungen über schädliche Nebenwirkungen gibt es keine!

---

3 Mittlerweile ist Zeolith-Klinoptilolith als gut erforschtes Medizinprodukt in hoher Qualität erhältlich.

Vita Biosa kann sowohl innerlich als auch äußerlich angewendet werden. Schon wenige Minuten nach der Einnahme spüren die meisten, wie die Lebenskraft zunimmt. Im Dunkelfeldmikroskop können Blutveränderungen beobachtet werden, die diesen Effekt bestätigen. Rein subjektiv betrachtet ist es aber ganz einfach: Menschen, die regelmäßig Vita Biosa trinken, erleben eine deutliche Zunahme an Lebendigkeit, Durchhaltevermögen und „geistiger Frische".

Innere Anwendung

★ Vita Biosa Trinkkur

Einfache Anwendung, großer Effekt!

Die einfachste und am weitesten verbretete Anwendungsform von Vita Biosa ist die Trinkkur, denn sie ist zeitsparend und funktioniert im Prinzip genauso wie ein Magenbitter.

Beste Erfolge erzielt man, indem man Vita Biosa zum Essen einnimmt!

So können die Mikroorganismen gleich im Nahrungsbrei und im Verdauungsprozess mitwirken. Wer beispielsweise gern grüne Smoothies trinkt, wird feststellen, dass diese zusammen mit Vita Biosa leichter verdaulich sind.

Sollte der Geschmack des Fermentgetränks zu sauer oder auf andere Weise unangenehm sein, kann man Vita Biosa mit einem Glas Wasser verdünnt trinken. Auch im Saft oder direkt im gesunden Smoothie wird es gern eingenommen. In diesem Fall geben Sie Vita Biosa erst unmittelbar vor dem Verzehr in Ihr Getränk.

Dosierung bei Erwachsenen

Wer sich bester Gesundheit erfreut und diese erhalten möchte, kann drei mal täglich 10 Milliliter Vita Biosa vor oder zu den Mahlzeiten mit einem Glas Wasser zu sich nehmen. Alternativ können Sie auch das leckere Limonaden-Rezept (Seite 19) ausprobieren.

Will man Vita Biosa pur trinken – als Aperitif oder einfach so zwischendurch – kann man mit einem anschließenden Glas Wasser dafür sorgen, dass die Bakterien schnellstmöglich an ihren Wirkungsort im Darm gelangen. Bei einer bereits bestehenden Erschöpfung oder

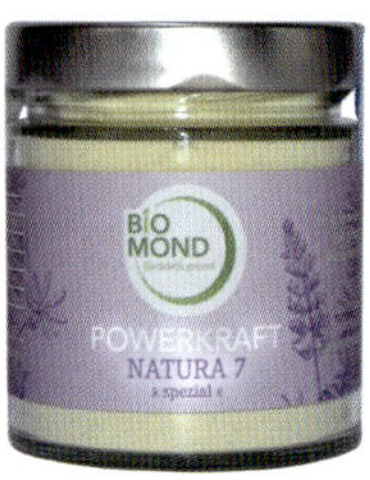

Unterstützend für die Aufnahme im Darm, hat sich auch „Powerkraft Natura Nr. 7 von BIOMOND" bewährt, das eigens für Vita Biosa hergestellt wurde.

★ *Anwendung der Trinkkur*

Anwendung für Gesunde:
3 x täglich 10 ml vor den Mahlzeiten. Praktisch: Der Schraubverschluss kann auch als Messeinheit verwendet werden, eine gefüllte Kapsel ergibt genau 10 ml.

Erkrankung ist es sinnvoll, die Dosis etwas anzupassen: optimal sind morgens 30 Milliliter, mittags 20 Milliliter und abends 10 Milliliter mit Wasser verdünnt. Bei ernstzunehmenden Erkrankungen ist es empfehlenswert, dem Körper einen noch etwas stärkeren Impuls zu geben.

Sie können die Dosis langsam auf insgesamt etwa 100 Milliliter pro Tag steigern, um den Organismus behutsam an die Dosierung zu gewöhnen. Zuerst sollte man dem Körper eine ein- bis zweiwöchige Eingewöhnungsphase mit täglich 30 Milliliter Vita Biosa am Tag gönnen, dann kann die Einnahmemenge langsam auf bis zu 100 Milliliter pro Tag gesteigert werden.

Es kann durchaus zu einer sogenannten Erstverschlechterung kommen, wie zum Beispiel Durchfall oder Unwohlsein. Dies kann man aber als positives Zeichen werten und in der Regel muss nichts Spezi-

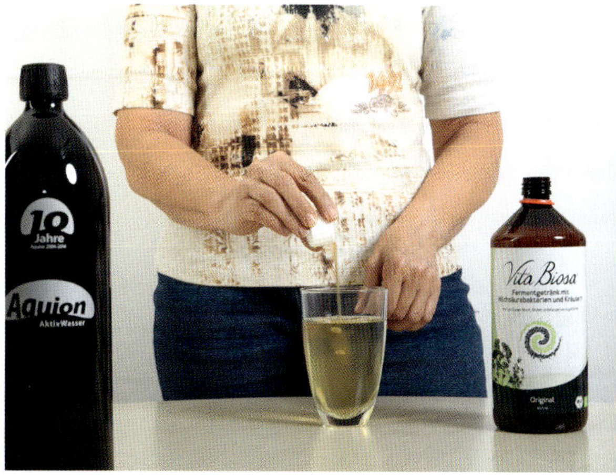

elles unternommen werden. Nur wenn sich der Zustand nach drei bis vier Tagen nicht verbessert hat, sollte man die Einnahmemenge erst einmal reduzieren, wenn nötig bis auf wenige Tropfen pro Tag. In diesem Fall braucht der Körper einfach etwas mehr Zeit, um sich auf die neue Behandlung einzustellen. Anschließend kann man langsam bis auf die gewünschte Menge steigern.

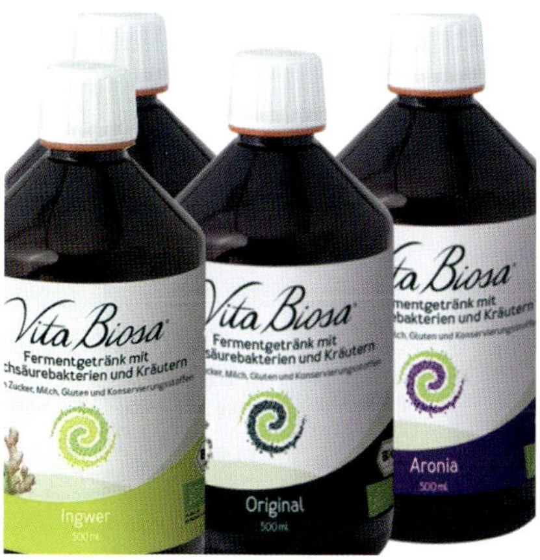

★ ***Tipp:***

Im Übrigen hat sich bei Symptomen der Erstverschlechterung eine begleitende Einnahme von Zeolith-Klinoptilolith bewährt.

Dieses Vulkanmineral ist in der Lage alle anfallenden Giftstoffe direkt im Darm zu binden und mit dem Stuhlgang auszuscheiden. Damit wird der Körper wesentlich schneller entgiftet und kann sich von seinen Krankheitssymptomen zügiger regenerieren.

Dosierung bei Kindern

■ Bei Kindern wird die Dosierung je nach Körpergewicht entsprechend reduziert. Bei Säuglingen reichen schon wenige Tropfen Vita Biosa – mit Wasser verdünnt – aus.

Für Kinder wird die tägliche Menge von 5 bis 10 Milliliter empfohlen.

Die Vita Biosa Trinkkur hat keine zeitliche Begrenzung – sie kann ein Leben lang fortgeführt werden. Entscheidend für die positive Wirkung ist die Qualität der lebenden Mikroorganismen und eine konsequente Anwendung. Nicht zuletzt die Sorgfalt und Hingabe, die in die Herstellung von Vita Biosa einfließen, schaffen ein hochwertiges und lebendiges Produkt, das diese Qualität an uns weitergibt.

Haltbarkeit

■ In Flaschen kann Vita Biosa am besten unter 21 Grad gelagert werden. Dabei sollte direktes Sonnenlicht vermieden werden. In geöffnetem Zustand kann es bis zu zwei Monaten im Kühlschrank (bei einer Temperatur von unter 8 Grad) aufbewahrt werden.

Alternativ ist auch eine größere Drei-Liter-Packung erhältlich, bei der die benötigte Menge durch einen praktischen Abfüllhahn entnommen wird. Auf diese Weise wird eine dunkle und sauerstofffreie Umgebung geschaffen, so dass die „Bag-in-Box" geöffnet bis zu sechs Monaten bei Raumtemperatur gelagert werden kann. Durch das Öffnen kann es manchmal zu einer leichten Nachgärung kommen, wodurch in der Flasche leichter Druck entsteht und Bläschen aufsteigen. Dies bedeutet jedoch keine Einschränkung in der Qualität.

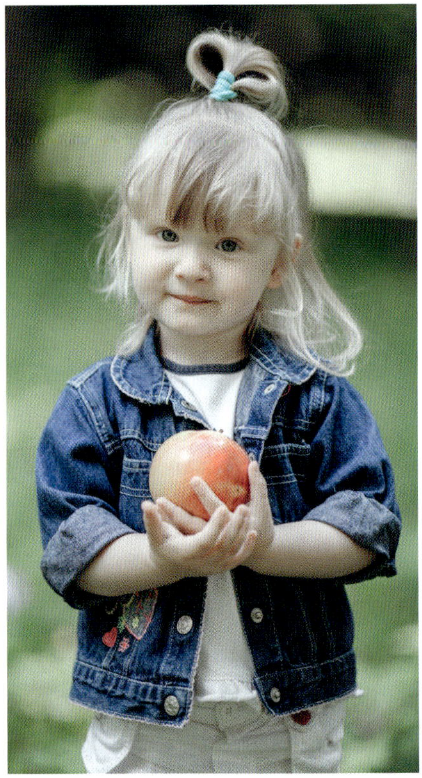

★ Wichtig für Zuckerkranke:

Nach der Herstellung ist kein Zucker mehr enthalten, so dass Vita Biosa auch für Diabetiker geeignet ist.

Neben vierzig Mineralien enthält dieses Naturprodukt aktive Enzyme – daher kann eine unterschiedliche Trübung oder ein leichtes Schäumen der Flüssigkeit auftreten. Dieses Schäumen vergeht, sobald die Flasche zu einem Drittel geleert ist und stellt kein Zeichen von Verunreinigung oder fehlerhafter Abfüllung dar.

Vita Biosa und Medikamente

In vielen Fällen führt Vita Biosa dazu, dass sich die Verdauungsleistung des Darms dermaßen verbessert, dass eine geringere Dosis der Medikamente ausreicht. Eine Reduzierung oder schrittweise Absetzung aller regelmäßig eingenommenen Medikamente muss aber in jedem Fall mit dem behandelnden Arzt oder Heilpraktiker abgesprochen werden.

Ein abrupter Medikamentenentzug ist natürlich in keiner Weise zu verantworten und würde das sensible Gleichgewicht der Körperfunktionen zusätzlich stören. Bisher sind bei der Einnahme von Vita Biosa keine Nebenwirkungen oder negative Spätfolgen aufgetreten.

Vita Biosa Vollbad

Wenn es im Frühjahr und Sommer regnet, erwacht die Natur zu neuem Leben. Wie die Pflanzenwelt, so erfrischt und belebt Wasser auch den Menschen. Warum sollte Wasser nicht auch bei uns dafür geeignet sein um krankmachende Stoffe aus unserem Körper auszuwaschen, uns wieder zu beleben und sozusagen neu aufzuladen.

Warmes Wasser allein besitzt bereits die Fähigkeit zu reinigen – das allein reicht aber nicht aus, um alle fettigen und klebrigen Bestandteile von der Haut zu lösen. Fertige Schaumbäder enthalten waschaktive Stoffe, die die Haut austrocknen und sind deshalb nicht zu empfehlen.

Eine vielversprechende Lösung bietet sich mit dem Vita Biosa Kräutersalz-Badesäckchen an. Man legt es in die leere Badewanne und lässt dann heißes Wasser einlaufen. Wenn die Wanne fast voll ist etwas kaltes Wasser einlaufen lassen bis etwa 38 Grad, 20 bis 30 Minuten genießen.

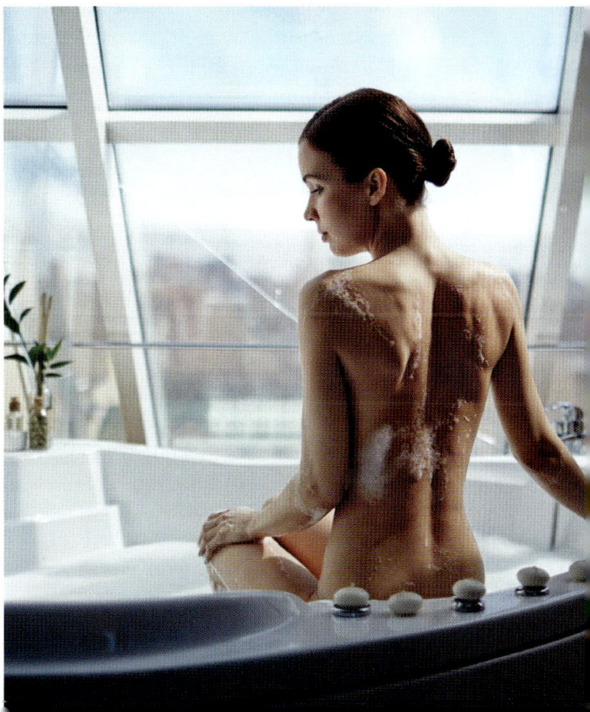

★ ***Der folgende Geheimtipp für samtweiche und zarte Haut lässt sich recht einfach zubereiten. Man nimmt einen Becher mit Sahne, 20 Milliliter Vita Biosa, 20 Milliliter Mandelöl (unraffiniert) und verrührt es kurz. Das Badevergnügen sollte ca. 20 Minuten in etwa 38 Grad warmen Wasser andauern. Anschließend nicht abduschen, die Haut nur trocken tupfen.***

Vita Biosa Teilbad / Fußbad

■ Etwa 2 Liter warmes Wasser in eine Schüssel füllen und eine ca. zehnprozentige Solelösung hinzugeben. Dafür nimmt man ca. 200 g echtes Himalaya-Kristallsalz aus zuverlässiger Quelle und rührt solange um, bis sich das Salz aufgelöst hat. Dann eine Verschlusskappe Vita Biosa hinzugeben und etwa 20 Minuten die entsprechenden Körperteile darin baden. Anschließend die Haut nicht abwaschen, sondern leicht trocken tupfen. Diese Anwendung hilft bei rissiger Haut, Hühneraugen, strapazierten Füßen und sogar bei Fußpilzerkrankungen.

Vita Biosa Umschläge

■ Je nach Anwendungsgebiet feuchtet man ein Küchentuch mit warmem oder kaltem Salzwasser an (Salzwasser wie beim Fußbad anrühren), beträufelt es mit ca. 10 Milliliter Vita Biosa und legt es auf die betroffenen Stellen. Mit einem trockenen Handtuch abdecken. Wärme hilft bei Arthrose, Rheuma, Leber, Nieren und Gallenbeschwerden, während Kälte bei Arthritis, Gicht, Knochenbrüchen, Verstauchungen und leichten Verletzungen gut tut.

Anwendungen bei der Haarpflege und Körperpflege

■ Zur milden, natürlichen Körperpflege ist auch die Biosa-Lotion erhältlich. Insbesondere wenn Sie sich an den langen Listen der Inhaltsstoffe anderer Waschlotionen stören und empfindliche Haut haben, finden Sie hier eine natürliche Alternative. Falls Sie an Schuppenflechte insbesondere auf der Kopfhaut leiden, können Sie auch das Getränk Vita Biosa verwenden: einfach mit Wasser verdünnt nach der Haarwäsche auf der gesamte Kopfhaut verteilen und leicht einmassieren.

Stiche, leichte Verletzungen, Abschürfungen

■ Eine Mischung aus Olivenöl, Rotwein und Vita Biosa zu gleichen Teilen beschleunigt die Wundheilung und verhindert die Bildung unschöner Narben bei Stichen oder oberflächlichen Hautverletzungen. Mit getränkter Mullbinde locker verbinden und mehrmals am Tag wechseln. Zur Unterstützung der Wundheilung und zur Linderung des Juckreizes lässt sich die Anwendung von Vita Biosa auch mit einem speziellen Hautpuder aus hochwertigem Zeolith kombinieren[4].

4 Dieses Hautpuder ist zum Beispiel erhältlich als „Haut- und Wundpuder" von der Firma Panaceo

Vagn Baastrup: Gesund durch Mikroorganismen

Die Erfolgsgeschichte des dänischen Bakterien- und Heilkräuter-Getränks

In den Neunzigerjahren litt der dänische Tierarzt Vagn Baastrup an Auszehrung (Kachexie). In seiner Verzweiflung probierte er ein Mittel, das er normalerweise kranken Kühen verordnete – und es geschah etwas absolut Unerwartetes. Vagn Baastrup, der von seinen Ärzten als austherapiert nach Hause entlassen worden war, wurde wieder gesund.

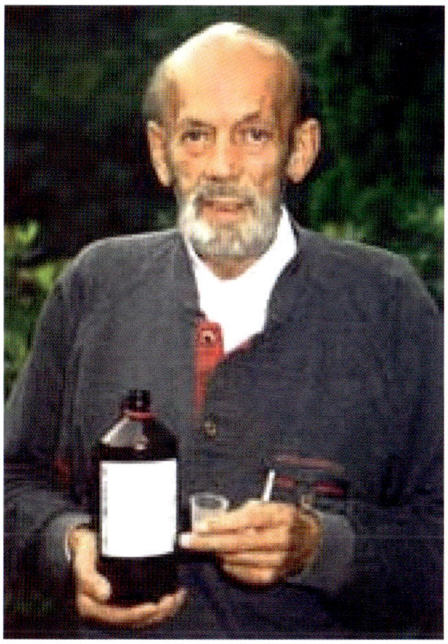

Foto aus dem Fachmagazin für Kmplementärmedizin CoMed 10/02 von Ingomar Schwelz, Chefredakteur von RuF in Berlin

Die norwegische Familienzeitschrift „Hjemmet" („Daheim") berichtete 2001 ausführlich über den Fall unter dem Titel **„Medizin für Kühe hat mein Leben gerettet".**

Ein Jahr später wurde die Übersetzung in der deutschen Zeitschrift „raum&zeit" Ausgabe Nr. 116 von März/April 2002 veröffentlicht:

Von der Natur lernen
Vita Biosa: Mikrorganismen, die Wunder wirken

Der weltweite Siegeszug einer dänischen Bakterien-Heilkräuter-Substanz. *Von Hans-Joachim Ehlers, Wolfratshausen.*

Es begann vor ein paar Jahren: Der sterbenskranke dänische Tierarzt Vagn Baastrup, der an Kachexie (Auszehrung) litt, probierte in seiner Verzweiflung ein Mittel, das er normalerweise Kühen verordnete. Das Wunder geschah. Der Tierarzt, von den Ärzten als austherapiert nach Hause entlassen, wurde wieder gesund. Die norwegische Familienzeitschrift „Hjemmet" griff den Fall auf. Seitdem ist der weltweite Siegeszug von VitaBiosa, so hieß das Mittel, nicht mehr aufzuhalten. raum&zeit informierte sich beim dänischen Erfinder des Mittels, Erik Nielsen, und stieß auf hoch interessante Fakten.

Zunächst die deutsche Übersetzung des Berichts aus der norwegischen Familienzeitschrift „Hjemmet“ (Daheim), der unter der Überschrift „Medizin für Kühe hat mein Leben gerettet“ erschien: 1985 kam Vagn Baastrup in die Intensivabteilung ins Krankenhaus. Er hatte 25 kg abgenommen und war nur noch „ein langer Pfahl mit Haut rundherum“, wie er selbst sagt.

„Die Ärzte haben viele Untersuchungen gemacht und fanden heraus, dass ich eine chronisch entzündete Bauchspeicheldrüse hatte. Ich bekam ein Arsenal von Medizin, aber davon wurde mir nur noch schlechter. Und nichts davon hat geholfen. Nach vielem Probieren habe ich sie schließlich weggeworfen und nichts mehr eingenommen. 1996 haben mich die Ärzte aufgegeben. Sie hatten keine Medizin mehr anzubieten und haben mich gebeten, nach Haus zu gehen, um praktische Dinge zu erledigen, wie zum Beispiel ein Testament zu schreiben. Ich kam nach Hause zu meiner Frau und meinem Sohn, um sie und mich darauf vorzubereiten, dass ich bald sterben würde“, erzählt Vagn Baastrup.

„Ich überlebte wider Erwarten“

Vagn hatte große Schmerzen und verlor noch mehr an Gewicht. Aber er hielt sich wie durch ein Wunder am Leben. Inzwischen hatte sich 1999 die Situation radikal verschlechtert und Vagn kam wieder ins Krankenhaus. Diesmal wurde er nach Hause geschickt mit einer Tasche voll Morphium, das er nehmen sollte, um die schlimmsten Schmerzen zu betäuben in der letzten Phase seines Lebens.

„Ich war nicht länger ein Mensch, nur noch ein Zombie. Ich überlebte, auch wenn die Chancen sehr gering waren“, sagt der pensionierte Tierarzt und zeigt einen Brief, den er vom Krankenhaus mitbekommen hatte. Ein Brief mit seinem Todesurteil. Plötzlich reißt er den Brief in zwei Stücke – *„Ich bin jetzt gesund und munter! Was soll ich denn jetzt mit diesem üblen Stück Papier?“*

Vita Biosa vier mal täglich

Wenn man wie Vagn Tierarzt ist, kennt man sich gut mit großen und kleinen Tieren aus. Für Vagn waren aber Mikroorganismen etwas Neues – zumindest in dem Zusammenhang, den er zwei Jahre zuvor durch einen Artikel in der dänischen Tageszeitung Zeitung Aarhus Stiftstidende erfahren hatte. Die Zeitung schrieb damals über die Technologie der Natur, über Mikroorganismen, die in der Lage seien, viele Gifte und Medikamente, die in der Landwirtschaft sowohl für Tiere als auch für Pflanzen verwendet werden, aufzulösen und unschädlich machen zu können. Der Artikel berichtete über einen Kuhbestand in Randers, der so krank war, dass der Bauer weder die Milch noch das Fleisch verkaufen konnte. Der Bauer bespritzte dann das Vieh, das Futter und den Stall mit ausgewählten VitaBiosa Mikroorganismen und in kurzer Zeit wurden die Kühe gesund. Die Natur hatte der Natur geholfen!

Vagn: *„Als ich als Tierarzt gearbeitet habe, war ich besonders interessiert an Bakteriologie und der Inhalt des Artikels überzeugte mich. Wenn Mikroorganismen bei Infektionen den Kühen helfen konnten, warum sollten sie nicht auch Menschen helfen können? Man kann alle Tiere von der Erde entfernen und die Mikroorganismen werden weiter überleben. Aber entfernt man die Mikroorganismen, werden die Tiere und alles Leben auf der Erde sterben. Diese Mikroorganismen haben also eine (über)lebensnotwendige Aufgabe und ich fühlte instinktiv, dass diese Organismen auch mir helfen könnten."*

Er erkundete sich, wo diese effektiven Mikroorganismen gekauft werden konnten und bestellte dann mehrere Liter davon. *„Ich begann mit einer niedrigen Dosis für einige Wochen und änderte dann die Einnahmemenge nach eigenem Gutdünken bis auf 25 Milliliter vier mal täglich. Und dann begann sich etwas zu regen, kann ich sagen! Es polterte in mir. Es fühlte sich an, als ob eine Flaschenbürste durch das ganze Darmsystem gedrückt wurde. Und gleichzeitig fühlte ich, dass meine Energie zurück kam. Ich konnte die Einnahme von Morphium schnell reduzieren und nahm ausschließlich Mikroorganismen. Das Gewicht nahm wieder zu. Der Durchfall, den ich 15 Jahre lang hatte, blieb weg. Ich konnte das Essen wieder vertragen. Die Schmerzen verschwanden. Eine positive Sache nach der anderen geschah. Und das ist alles im Laufe von anderthalb Monaten geschehen".*

Der Arzt hat einen Schock bekommen

Im November 1999 wurde Vagn zur Nachuntersuchung ins Krankenhaus eingeladen. Da hatte er bereits die Mikroorganismen jeden Tag zwei Monate lang getrunken. Sein Arzt im Aarhuser Krankenhaus bekam einen Schock, als er den Patienten wieder sah. Was war geschehen?

„Ich sagte, dass ich meine Medizin geändert hätte. Und ich hätte herausgefunden, dass die Technologie der Natur eine viel bessere Arbeit leistet als die Medizin der Wissenschaftler. Hierfür wollte der Arzt einen Beweis haben, also musste ich einige Tage später wieder kommen, um eine Menge Proben machen zu lassen.

Vier Tage vergingen – dann rief der Arzt mich an: *„Du kannst dich wieder als Soldat anmelden! Alle Proben, die wir genommen haben, sind 100 % positiv. Es fehlt dir nichts!"*

Der Arzt schrie fast ins Telefon. *„Er war mindestens genauso froh wie ich es war“*, sagt Vagn.

8000 Anfragen

Jetzt war Vagn an der Reihe, der Zeitung Aarhus Stiftsidende zu berichten, eine Zeitung, die in Jütland sehr verbreitet ist. Er erzählte seine Geschichte und der Ball kam ins Rollen. Alle wollten mit Vagn reden.

War es wirklich wahr, was er da erzählte? War da auch Hoffnung für andere Leiden? Vagn bringt ein Paar Notizbücher hervor. Die Hälfte davon enthält Namen und Telefonnummern, aber dann werden es nur noch Namen und zuletzt nur noch Strichlisten und noch mehr Strichlisten. Zwei Bücher voll!

„Ich gab es auf, die Namen nach jeder Anfrage aufzuschreiben. Das Telefon klingelte Tag und Nacht und es klingelt weiterhin“, sagt er.

Bisher haben mindestens 8000 Dänen den pensionierten Tierarzt angerufen und ihn um Rat gebeten. Gut 2000 davon haben zurückgerufen mit positiven Rückmeldungen, dass die Mikroorganismen ihnen geholfen haben.

Ein fleißiger Rentner

Vagn hat schnell herausgefunden, dass er wieder gebraucht wurde. Er ging eine Vereinbarung mit der Firma ein, die diese Mikroorganismen produziert. Er erhielt eine größere Menge des Produktes, damit er es an diejenigen weiter geben konnte, die anriefen und um Hilfe baten.

„15 Jahre lang war ich dem Tode nahe und das war wahrlich kein Vergnügen, kann ich sagen. Wenn ich nun anderen helfen kann, tue ich es gerne. Jetzt bin ich Rentner, aber ich mag es immer noch, mich mit meinen Brieftauben zu beschäftigen. Auch sie bekommen einen täglichen Schluck Mikroorganismen. Keiner verlässt mein Haus, ohne ein Glas VitaBiosa zu bekommen.“

„Auf welche Erkrankungen hast du positive Rückmeldungen bekommen?“

„Es sind viele. Ich bin angerufen worden von Hunderten von Menschen, die Hilfe für unzählige Darmleiden gefunden haben, besonders Morbus Crohn, aber auch Dünndarmentzündungen. Ansonsten kann ich Pilzinfektionen der Bronchien nennen, Migräne, Prostataleiden, Angina Beschwerden, Candida, Psoriasis, Nebenhöhlenentzündungen und Fibromyalgie,“ zählt Vagn auf.

Dann holt er tief Luft und berichtet weiter:
„Außerdem weiß ich von HIV-Positiven, die eine viel bessere Lebensqualität bekommen haben. Zu früh geborene Säuglinge entwickeln sich schneller und nehmen schneller zu, wenn sie

gestillt werden und die Mutter gleichzeitig Mikroorganismen einnimmt. Menschen mit Amalgamvergiftungen und Gelenkgicht geht es viel besser und auch andere Arten von Schmerzsyndromen werden stark reduziert, manchmal bis zu 90 %. Nein, alles kann ich nicht wissen. Ich sage lieber: Probiert es selbst aus!"

Auch Ärzte trinken diese Mikroorganismen

Ärzte in ganz Jütland sind definitiv über das „Phänomen Vagn Baastrup" informiert worden. Einer nach dem anderen ist bei ihm zu Hause gewesen. Andere Ärzte sitzen zusammen in Gruppen und diskutieren über „den Mann, der nicht sterben wollte", und sie haben auch die Mikroorganismen im Labor unter die Lupe genommen. Es wird diskutiert, getuschelt und gemunkelt.

„Ich bin überzeugt, dass effektive Mikroorganismen bald auch in der Schulmedizin verwendet werden. Die Ärzte, mit denen ich gesprochen habe, geben zu, dass da etwas faul ist, kranken Menschen Medizin zu geben, die die Krankheit verschlimmern, statt sie zu verbessern. Auch deshalb kaufen sie Mikroorganismen und geben sie weiter an ihre Patienten. Ein Arzt aus Vejle kam neulich zu mir. Er nahm sich viel Zeit, um mit mir zu sprechen und bestellte dann 25 Liter für seine Großmutter. Es sind Tausende von Litern, die ich bis jetzt in ganz Dänemark vermittelt habe. Und zu Tausenden sind die Dänen ihre Leiden entweder losgeworden oder sie haben Linderung gefunden", sagt der pensionierte Tierarzt.

Japanische Erfahrungen

Inzwischen hat sich die verblüffende Wirkung von VitaBiosa tausendfach bestätigt. Der japanische Arzt Dr. H. Kozawa schilderte die Wirkungsweise der Mikroorganismen 1996 in einem Referat, das hier zusammenfassend wiedergegeben wird: Zwar gab es damals VitaBiosa noch nicht, Dr. Kozawa verwendete ein japanisches Gärprodukt, das bei der Entwicklung von VitaBiosa Pate stand [...]:

„In den zurückliegenden Jahren hat sich die westliche oder materiell orientierte Zivilisation über die ganze Welt ausgebreitet. Als Folge davon wurden und werden unsere Nahrungsmittel mit landwirtschaftlichen Chemikalien verunreinigt. Die Zahl der Todesfälle durch Krebs und chronische Krankheiten steigt Jahr für Jahr.

Folgende Faktoren sind der Grund:

- Zunahme der ultravioletten Strahlen in Folge der Zerstörung der Ozonschicht.
- Zunahme der Luft-, Boden und Wasserverschmutzung vor allem durch Schwermetalle.

• Änderung der Nahrungsgewohnheiten (Zucker, Nahrungsmittelzusätze, Landwirtschaftsprodukte, welche mit Chemikalien verunreinigt sind, raffinierte Kohlehydrate, alkoholische Getränke und chemische Medikamente etc.).

Gefährliche Oxidationsprozesse

All dies kann zu Oxidationsprozessen mit Zunahme von freien Radikalen im Körper und deshalb zu Krankheiten führen. Bei der Durchführung einer Antioxidationskur empfehle ich besonders den Verzehr von Vollreis (= brauner Reis), Gemüse und Seetang, die antioxidantive Wirkungen haben. Dazu die Einnahme des Gärproduktes zur Erhaltung einer guten Gesundheit. Es ist bemerkenswert, dass Vollreis im Vergleich zu Vollweizen oder anderen Getreidearten eine starke Antioxidationswirkung hat. Insbesondere enthält der Reiskeim viele antioxidatischen Substanzen und Vitamine. Seine Außenschicht besteht aus diätetisch wichtigen Fasern.

Durch Verzehr solcher diätetisch wirksamer Fasern vermehren sich nützliche Mikroorganismen im Darm, wogegen schädliche Keime in der Entwicklung gehemmt werden. Diese Fasern verbinden sich mit radioaktiven Substanzen, mit Schwermetallen, Chemikalien und Cholesterol und scheiden sie aus. Solche Faserballaststoffe regulieren den Kontakt der Darmschleimhäute mit karzinogenen Substanzen. Auch im Gemüse sind viele antioxidante Substanzen und Vitamine enthalten. Vergleicht man allerdings die Inhaltstoffe von organisch und chemisch angebautem Gemüse, so hat ersteres mehr Vitamine und Mineralien und infolgedessen mehr Antioxidantien vor allem wenn sie mit Biosa Produkten behandelt werden.

Die im Körper entstehenden „freien“ Radikale (d. h. aktiver Sauerstoff) lassen Lipide oxidieren, Eiweiße degenerieren, Enzyme inaktiv werden und Nukleinsäuren zerfallen. Diese Veränderungen sind es, die zu Krankheiten und vorzeitigem Altern führen. Das in meiner Therapie angewendete Gärprodukt ist ein enzymhaltiges Antioxidans, das mit Hilfe von Effektiven Mikroorganismen entsteht.

Es funktioniert so, dass die Tumorzellen im Körper in ihrer Entwicklung gehemmt oder zerstört werden und zwar infolge der gesteigerten Empfindlichkeit dieser Tumorzellen gegenüber den natürlichen Killerzellen. Es erhöht den Immunitätsgrad, d. h. die Abwehrkraft der natürlichen Killerzellen. Das Gärprodukt ist keinesfalls ein chemisches Medikament, hat keine Neben- oder Spätwirkungen, selbst wenn man es das ganze Leben einnimmt.

Es ist jedoch in erster Linie deshalb in der Lage Krankheiten zu verhüten und zu heilen, weil es die „freien Radikale“ im Körper „einfängt“.

Nahezu bei allen Krankheiten hilfreich

Deshalb kann das Gärprodukt bei nahezu allen Krankheiten, wie Krebs, AIDS, Diabetes, Bluthochdruck, Angina pectoris, Herzinfarkt, Hirndurchblutungsstörungen, Herzarrhythmien, Morbus Crohn, Colitis, Magengeschwüre, Leberkrankheiten, Ekzeme, Neurodermitis, Allergien, Rheuma, Bindegewebekrankheiten, Asthma, grauer Star usw. den vom Arzt gelenkten Heilungsprozess sehr fördern.

Wenn das Gärprodukt die „freien Radikalen“ einfängt und unschädlich macht, entsteht keine Akkumulation von Giften, d. h. von oxidierten Substanzen im Körper, deren Folge so genannte Nebenwirkungen sind. Beachtenswert ist, dass chemische Medikamente Nebenwirkungen haben, weil sie Oxidationsprozesse bewirken.

Seit 1987 verwendet Dr. Kozawa in seiner Klinik nur noch Produkte aus organischem Anbau für die Mahlzeiten, dazu das Gärprodukt, das enzymhaltige Antioxidans.

VitaBiosa zeigt ebenfalls die von Dr. Kozawa beschriebenen Wirkungen. Die Begutachtungen von Blutveränderungen im „Dunkelfeld“ Mikroskop bestätigen schon wenige Minuten nach der Einnahme von VitaBiosa, die deutliche Steigerung der Vitalität.
VitaBiosa bewährt sich immer zur Pflege und Aktivierung der menschlichen Gesundheit. Menschen, die regelmäßig VitaBiosa zu sich nehmen – die Menge reicht dabei von einigen Tropfen bis zu drei vollen Schnapsgläsern täglich – erleben eine deutliche Zunahme an Frische, Lebenswillen und Durchstehvermögen. Die Kraft im Überwinden wächst.

Ursachen der Wirkung

Woher entspringt diese Wirkung?
Es ist die besondere Zusammenstellung von Kräutern, die mit Zuckerrohrmelasse milchsauer vergoren werden und Zusatz verschiedener Mikroben-Kulturen, welche die Darmflora in ihrer Tätigkeit unterstützen, die VitaBiosa seine Kraft geben (siehe Interview mit Erick Nielsen).

VitaBiosa ist ein hochwirksames Nahrungsmittel zur Gesunderhaltung und Stärkung der Gesundheit. Es enthält Antioxidantien von höchster Wirksamkeit.

Aus der festen Überzeugung heraus, dass die Natur uns das Beste und Sinnvollste anbietet, werden bei der Herstellung von VitaBiosa keine künstlichen Vitamine und keine mineralischen Zusätze verwendet. VitaBiosa enthält nur einen enormen Reichtum von Antioxidantien (u. a. Vitamine), dazu 40 verschiedene lebenswichtige Mineralien und bioaktive Substanzen. Es hat die Kraft, Kettenreaktionen im Körper zu stoppen, die von aktiviertem Sauerstoff (freien Radikalen) in Gang gesetzt werden.

Zu Beginn der Einnahme können bei manchen Menschen Symptome wie Durchfall auftreten, die als Erstreaktion auf das Verschwinden der freien Radikalen zu verstehen sind. Das Symptom ist keine Nebenwirkung. Es ist ein kurzes akutes Aufflackern und ein Ausleitungsphänomen für Körpergifte. Sie treten nur vorübergehend auf, sind keine Krankheit, sondern ein notwendiger Schritt auf dem Wege der Pflege zur Gesundheit. Sie müssen deshalb akzeptiert werden.

Eine Erkältung zum Beispiel ist ein Prozess, durch den Gifte (oxidierte Substanzen), die sich im Körper angesammelt haben, wieder ausgeschieden werden.

Erkältung ist nicht Krankheit, sondern Teil der Gesundheit, die sich ihr Recht verschafft. Diese Ausscheidung geschieht in Form von Schleim bei Husten und Schnupfen, durch Schweiß bei Fieber und mit Durchfall und Erbrechen bei Reinigungen des Verdauungssystems. [...]

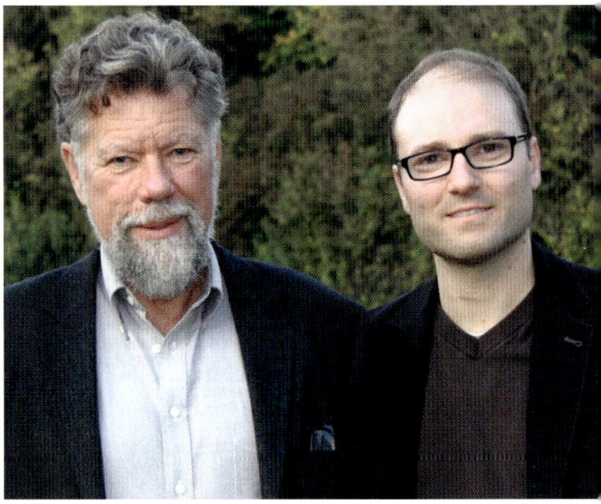

Foto: Erik Nielsen Forschung & Entwicklung (links) und Christof Plottek Generalvertretung (D,A,CH)

Vita Biosa ist zugelassen nach den EU-Gesetzten

„raum&zeit" - Interview mit dem Erfinder Erik Nielsen, Frederiksvaerk.
Von Hans-Joachim Ehlers, Wolfratshausen.

raum&zeit: Herr Nielsen, herzlichen Glückwunsch zu Ihrer Erfindung, die einmal mehr beweist, wie hilfreich die Natur sein kann, wenn wir von ihr lernen, statt sie zu zerstören. Welchen Beruf üben Sie aus?

Erik Nielsen: Ich bin ökologischer Landwirt und Berater, unter anderem für das Dänische Umweltministerium. (Anmerkung der Redaktion: In der dänischen Landwirtschaft gibt es für jeden Fachbereich staatlich geprüfte Berater, die jedem Landwirt zur Verfügung stehen. Das ist einer der Gründe für den hohen Standard der dänischen Landwirtschaft.)

Meine Hauptbeschäftigung ist jedoch Manager (Geschäftsführer) für Biosa Danmark mit Abteilungen, Tochtergesellschaften und Geschäftspartnern in anderen Ländern. (Außerdem bin ich Familienvater von sechs Kindern). Ferner bin ich Mitglied im Vorstand der „EM Foundation", die weltweit arbeitet. ***Biosa Danmark ist:***

1. Produzent von EM1, Biosa Produkten wie Vita Biosa, Terra Biosa, Aroma Biosa, Insecta Biosa, Lotion Biosa, Helios Mineralkalk (Human), Helios Mineralfutter(Animal), Bioreco (Belüfter nach Schauberger Prinzipien).

2. Vertreiber der genannten Produkte in Dänemark und in anderen Ländern über Tochtergesellschafte in Deutschland, Frankreich, Irland, Israel, USA, Kanada und Geschäftspartner von Unternehmungen in Norwegen, Schweden, Finnland, Island, Litauen, England, Schottland, Schweiz, Spanien, Türkei und Neuseeland.

3. Ratgeber für: Landwirtschaft und Gärtnerei, Umweltprobleme etc.

r&z: Kannten Sie Professor Higa, seine Publikationen und seine EM's? Haben Sie sich mit seinen Effektiven Mikroorganismen näher beschäftigt?

E.N.: Ich habe Professor Higa 1994 kennen gelernt, erst in Thailand und danach in Japan. Seither verbindet mich eine enge Zusammenarbeit mit Prof. Higa. Einer seiner engsten Mitarbeiter von der Ryukyus Universität, Okinawa, Aya Okuda, ist ein ganzes Jahr hier bei uns in Dänemark gewesen, um uns in der Produktion und Anwendung von EM zu unterweisen.

Wir waren die ersten, die in Deutschland EM1, das von uns hergestellte Produkt, verkauft haben (1995). Durch meine intensive Zusammenarbeit mit Aya Okuda, Prof. Higa und durch meine Teilnahme an vielen internationalen EM-Konferenzen in vielen Ländern, und durch mein Studieren von allem, was es an Artikeln, Büchern etc. über EM's gibt in Englisch (leider kann ich nicht Japanisch) und letztendlich durch meine eigenen Erfahrungen habe ich ein tief greifendes Know-how der EMTechnologie bekommen. Eines von Prof. Higas Büchern haben wir selbst ins Dänische übersetzt und herausgegeben.

r&z: Was veranlasste Sie, Higas EM's weiter zu verbessern?

E.N.: EM-Produkte sind hervorragende Produkte für die Anwendungen, für die sie entwickelt und genehmigt wurden. Sie sind aber nicht entwickelt und genehmigt als Getränk oder Nahrungsergänzung für Mensch und Tier, und sie sind auch nicht hergestellt unter den strengen Auflagen der nationalen und europäischen Gesundheitsbehörden, die bei uns maßgeblich sind.

Wir haben die Biosa Produkte auf der Basis meiner Kenntnisse von Mikroorganismen und Fermentierungsprozessen. Schon bevor ich Prof. Higa 1994 traf, habe ich mich sehr viel mit Fermentierungsprozessen beschäftigt. Prof. Higa steht mir sehr positiv gegenüber, auch meinen Biosa Produkten. Es gibt keine Konkurrenz zwischen EM und Biosa Produkten. Vita Biosa wurde entwickelt, um mit Kräutern die Fermentierungsprozesse zu verbessern, den Geschmack für Menschen und Tiere zu verbessern und um eine Genehmigung für Produktion und Verkauf zu bekommen (Autorisation nach EU Gesetzen).

r&z: Welches Verfahren wenden Sie an, wenn Sie der Grundsubstanz von Higa Heilkräuter zufügen?

E.N.: Für Vita Biosa verwenden wir nicht die EM Grundsubstanz von Higa. Wir verwenden Bakterienkulturen, deren Grundsubstanzen wir von einem Dänischen Labor bekommen.

Für alle diese Grundsubstanzen haben wir die Genehmigung vom Dänischen Nahrungsmittelministerium bekommen. Es ist nicht erlaubt, Higas EM-Kulturen für diese Zwecke (Nahrungsmittel) anzuwenden. Die Kräuter sind speziell für günstige Wirkungen auf die Magen- und Darmfunktion ausgewählt worden. Die Kräuter sind ein wichtiger Teil des Fermentierungsprozesses, sogar einige Fotosynthesebakterien stammen von diesen Kräutern.

r&z: Ist das Verfahren patentiert?

E.N.: Das Verfahren ist nicht patentiert. Grundsätzlich bin ich gegen Patentierung überhaupt.
Mein Grundprinzip und meine Zielsetzung ist, den Menschen, Tieren, Pflanzen, Mutter Erde zu helfen und nicht, andere Menschen daran zu hindern, das Gleiche zu tun.

r&z: Kann man aus VitaBiosa selbst Bakterien züchten, wie bei der EM-Substanz Higas?

E.N.: In Vita Biosa sind lebendige Bakterien, deswegen kann man diese auch züchten. Für Tiere empfehlen wir das, aber es ist nicht empfehlungswert Vita Biosa für Menschen zu vermehren, wegen des Gesundheitsrisikos. Bei einer Vermehrung kann das Verhältnis zwischen den verschiedenen Mikroorganismen geändert und die Wirkungen der Kräutern vermindert werden.

r&z: Ist VitaBiosa für den Menschen besser verträglich als Higas EM?

E.N.: EM ist, wie bereits erwähnt, nicht entwickelt, hergestellt oder genehmigt zum Einnehmen durch Menschen.

r&z: Wie ist die Nachfrage?

E.N.: Wir haben jetzt eine Produktionskapazität von etwa 25.000 Liter VitaBiosa pro Monat. Dazu kommen etwa 25.000 Liter Terra Biosa pro Monat.

Die Nachfrage der letzten sechs Monate von Vita Biosa lag ungefähr bei 10.000 Litern pro Monat. Wir erwarten eine Steigerung in den nächsten sechs Monaten.

r&z: Gibt es Länder in Europa, in denen VitaBiosa besonders gefragt ist?

E.N.: Besonders gefragt ist VitaBiosa im Moment in: Dänemark, Norwegen und Deutschland.

r&z: Seit wann gibt es Vita-Biosa?

E.N.: Nach einer längeren Entwicklungszeit haben wir die Genehmigung für die VitaBiosa Produktion im Juni 2001 bekommen und seither wird produziert.

r&z: Gibt es schon klinische Studien oder andere Studien über die Wirksamkeit von VitaBiosa oder sind Studien geplant bzw. in Auftrag gegeben?

E.N.: Es gibt eine Menge von praktischen, sehr positiven Erfahrungen, aber noch fehlen eigentliche Studien. Mehrere Ärzte in Dänemark und auch in Deutschland sind jetzt interessiert, Studien zu machen, und wir planen eine Zusammenarbeit aufzubauen.

r&z: Mir fällt beim täglichen Gebrauch von VitaBiosa auf, dass eine neue Flasche zunächst noch Gasdruck enthält, der verschwindet, wenn die Flasche etwa zu einem Drittel verbraucht ist. Wie erklären Sie das?

E.N.: Bei dem Fermentierungsprozess wird viel Gas entwickelt (CO_2). Das meiste Gas wird abgegeben, bevor die Substanz in Flaschen abgefüllt wird, aber ein kleiner Rest bleibt. Dieser Rest wird langsam abgegeben, wenn die Flasche geöffnet wird.

r&z: Wir wünschen Ihnen und Ihrem gesamten Team weiterhin viel Erfolg bei Ihrer segensreichen Arbeit!

Zusammenspiel Mensch und Mikroorganismen

■ Wie wir an der Geschichte von Vagn Baastrup sehen können, war unser bisheriges Verständnis von Keimen nicht ganz zutreffend. Lange Zeit nahmen wir an, dass alle Keime an sich Krankheitserreger sind und dass wir umso gesünder leben, je weniger wir von ihnen umgeben sind. Dies erklärt auch die weite Verbreitung der antibakteriellen Mittel, die auch im häuslichen Umfeld eingesetzt werden, um sich der Erreger zu entledigen. Nur dass Sie dass nicht falsch verstehen: es existieren Bakterien, Viren, Pilze und andere Erreger, die Krankheiten auslösen können und die für uns Menschen durchaus gefährlich werden können.

Die meisten Mikroorganismen kommen aber ohnehin überall in der Umwelt vor, allerdings in solch einer geringen Menge, dass unser Immunsystem leicht mit ihnen fertig wird – und zugleich immer im Training bleibt. Um uns wirklich krank zu machen, brauchen wir eine bestimmte Menge eines bestimmten Erregers oder aber wir sind besonders anfällig.

Dies kann zum Beispiel daran liegen, dass unsere Immunabwehr nicht richtig funktioniert, oder gerade an so vielen Fronten kämpft, dass sie zum gegebenen Zeitpunkt schlicht und einfach überfordert ist. Daher ist es vor allem in Krankenhäusern richtig und wichtig, dass Hygienemaßnahmen strengstens eingehalten werden. Zum einen herrscht dort ein besonderes Keimspektrum: hier kommen schließlich alle Krankheitserreger zusammen und treffen auf Menschen, die in einem geschwächten Zustand sind. Damit die Keime dort nicht geradezu paradiesische Bedingungen vorfinden und sich unkontrolliert vermehren können, wird ständig gereinigt, desinfiziert und sterilisiert.

Leben wir aber auch Zuhause nach denselben Hygienevorschriften, zerstören wir unser normales, gesundes Keimspektrum. Die Folgen sind eigentlich naheliegend: unser Immunsystem wird nur unzureichend trainiert und kann nicht genügend Erfahrung im Kampf gegen die täglichen Herausforderungen sammeln. Im schlimmsten Fall erliegen wir jeder kleinsten Bakterien- oder Virenattacke, die wir zu Hause oder unterwegs antreffen.

Außerdem haben seltenere und schwer zu bekämpfende Krankheitserreger bei solchen Menschen ein leichtes Spiel, ihr desinfiziertes Zuhause zu besiedeln: sie finden ja kaum Gegenspieler vor und sind nicht gezwungen, um den verfügbaren Platz zu kämpfen. Tatsache ist also, dass wir mit den uns umgebenden Keimen in einer positiven Wechselbeziehung leben können und sogar sollten. Optimalerweise halten wir sie mit natürlichen Putzmitteln, wie Essig oder Zitronensäure, unter Kontrolle, während Sie unser Immunsystem auf eine positive Weise stimulieren.

Keime sind nicht schädlich

■ Unter normalen Umständen findet sich im Darm ein bestimmtes Keimspektrum, dessen Zusammensetzung sich sogar von Mensch zu Mensch unterscheidet und so individuell ist wie ein Fingerabdruck. Das Problem ist aber, dass inzwischen jeder von uns allen seinen kleinen Helferlein im Darm mit Antibiotika regelmäßig den Garaus macht.
Eine gesunde Darmflora wiederherzustellen ist aber gar nicht so einfach, da fermentierte Lebensmittel, die nützliche Milchsäurebakterien enthalten, von unserem Speiseplan fast vollkommen verschwunden sind.

Außer im menschlichen Darm, finden sich diese Bakterien auch in der Natur. Dort sind sie aktiv an der Belebung von Böden beteiligt. Dabei sprechen wir insbesondere von folgenden Mikroorganismen:

- ✔ ***Milchsäurebakterien***
- ✔ ***Hefen***
- ✔ ***Photosynthesebakterien***
- ✔ ***Aktinomyzeten***
- ✔ ***Fermentaktiven Pilzen***

Viele dieser Mikroorganismen werden schon seit geraumer Zeit in der Medizin und in der Lebensmittelindustrie eingesetzt. Sie sind für Mensch, Tier, Pflanze, Boden und Wasser nicht nur vollkommen unschädlich, sondern sogar sehr nützlich. Normalerweise leben in einem bestimmten Milieu viele unterschiedliche Mikroorganismen in einem gewissen Gleichgewicht zusammen.

Gewinnen jedoch einzelne Keime die Überhand, dann wird dieses Gleichgewicht empfindlich gestört. Einzelne wichtige Mikroorganismen aus diesem Komplex könnten auf diese Weise verdrängt werden.

Die lange gepredigte sterile Sauberkeit sollte also dringend neu überdacht werden, denn wie bereits oben erwähnt:

Keimfreiheit schafft in erster Linie ein ideales Milieu für fäulniserregende Bakterien und Pilze. Dabei spielt es zunächst keine Rolle, ob dies auf dem Feld, im Garten, im Haushalt oder im menschlichen Körper geschieht. Dort wo positive, also effektive Mikroorganismen vorherrschen, haben negative, krankmachende Keime keine Chance. Sollte dieses Gleichgewicht aus dem Ruder geraten, so kann man es durch die Zufuhr von positiv wirkenden Mikroorganismen wiederherstellen.

Krankheiten bei Pflanzen, Tieren, Menschen und anderen Lebewesen, die durch die Dominanz negativer Mikroorganismen entstanden sind, können dadurch also auf den Weg der Heilung gebracht werden. In der Natur herrscht der Grundsatz, dass Gesundes gesund erhalten wird und Krankes abgebaut wird. Gesunde Pflanzen, ebenso wie gesunde Menschen werden demzufolge nicht von schädlichen Bakterien oder Pilzen heimgesucht. Dass die „bösen Bakterien" und andere Mikroorganismen immer an Krankheiten Schuld sind, ist also ein weit verbreiteter Irrtum.

Um gesund zu werden und es auch zu bleiben, muss die Widerstandskraft des Menschen in seiner Gesamtheit gestärkt werden. Dazu gehört vor allem eine „ausbalancierte Darmflora". Es gilt eben nicht, die schlechten Keime mit Chemie abzutöten – was ohnehin in der Regel misslingt – sondern die guten Keime in ihrer Aktivität zu stärken. Dabei sind die Vita Biosa Milchsäurebakterien eine große Hilfe.

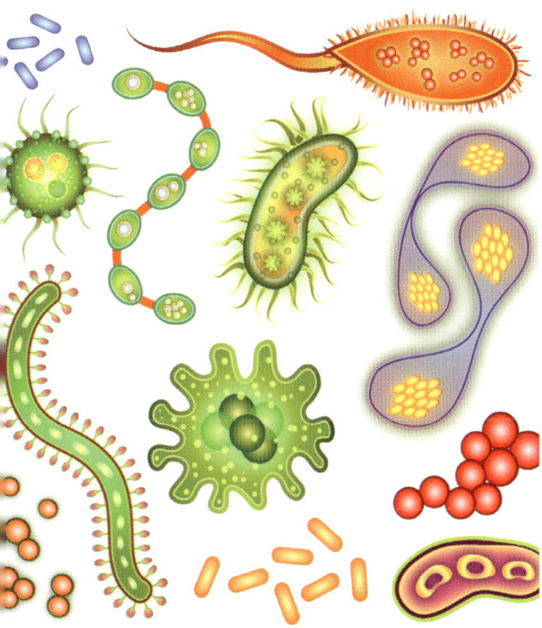

★ Claude Bernard (1813-1878) war ein französischer Arzt, Physiologe und ein Zeitgenosse von Louis Pasteur (1822-1895).

Während Pasteur sich auf Mikroorganismen als Krankheitserreger konzentrierte und eine neue Form von Haltbarmachung von Lebensmitteln durch Erhitzen entdeckte (Pasteurisierung), spielten Keime für Claude Bernard bei der Krankheitsentstehung eine untergeordnete Rolle. Vielmehr war es das Milieu (milieu intérieur), also die innere Verfassung eines Organismus, welche die Widerstandskraft gegen die angreifenden Keime ausmacht.
Wie sonst lässt es sich erklären, dass unter identischen äußeren Bedingungen einige Menschen erkranken, während andere verschont bleiben. Das innere Milieu ist, laut Bernard, abhängig vom körperlichen und seelischen Befinden.

Claude Bernard genoss zeit seines Lebens ein hohes Ansehen und erhielt sogar als erster französischer Wissenschaftler ein Staatsbegräbnis. Zu seinen wichtigsten Errungenschaften zählt die Entdeckung der Bauchspeicheldrüsenfunktion für die Verdauung und der Blutzuckerregulation durch die Leber[5].

Er gilt als Begründer der experimentellen Medizin und der modernen Physiologie und dennoch haben es seine Erkenntnisse bisher nicht gänzlich in die moderne Medizin geschafft, die sich bei der Therapie noch immer auf die Bekämpfung der Keime konzentriert.

5 Foster, M. Claude Bernard. BiblioBazaar, 2008. Bernard, C. Experimental Medicine. Transaction Publishers.

Carsten Vagn-Hansen

Carsten Vagn-Hansen ist ein bekannter dänischer Radio- und TV-Arzt (Jahrgang 1938) und beschäftigt sich mehr mit Gesundheit als mit Krankheit. Er ist einer der vielen Menschen, der effektive Mikroorganismen trinkt.

Carsten Vagn-Hansen, ist Arzt und Gesundheitsberater, als solcher tätig bei Danmarks Radio, DR. Er ist außerdem Autor zahlreicher Gesundheits- und Ernährungsratgeber.

Seine neueste Veröffentlichung ist 2014 unter dem Titel: ***„Sådan bli'r du (måske) 100" (zu deutsch: „Wie man (vielleicht) 100 wird")*** im Forlaget Hovedland erschienen.

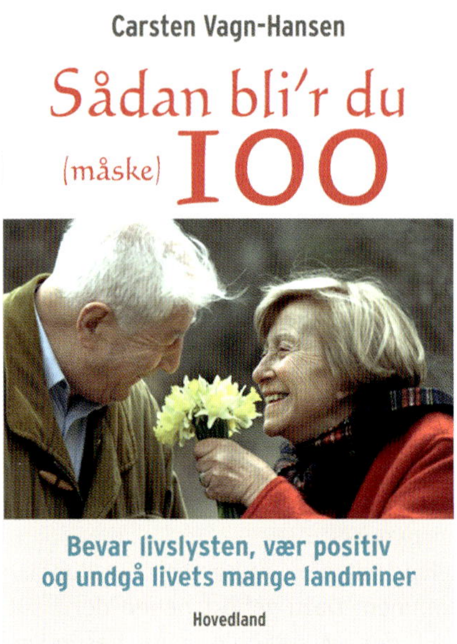

Er erhielt für seine Verdienste gleich mehrere Preise unter anderem den International Medicin Honorary Price im Jahr 2001. Carsten Vagn-Hansen weist auf seiner Homepage darauf hin, dass er nicht angestellt und auch in nicht in irgendeiner anderen Form in Naturkost-, medizinische oder naturmedizinische Firmen verwickelt ist.

„Für mich gibt es keinen Zweifel, dass es bei den meisten kranken Menschen die Verdauung ist, die nicht in Ordnung ist. Wenn der Darm nicht funktioniert, werden nicht genügend Nährstoffe aufgenommen. Es können sich auch Giftstoffe im Darm bilden, wie zum Beispiel winzige Eiweißstoffe. Durch kleine Löcher, die sich in einem durchlässigem Darm bilden, können diese die Darmwand passieren, in die Blutbahn gelangen und sich von dort aus im ganzen Körper verteilen. Als Antwort darauf bildet der Körper Antikörper gegen diese Stoffe – was wiederum Intoleranzen wie auch Allergien und andere ernste Krankheiten hervorrufen kann.

Wenn der Darm nicht die Möglichkeit hat, die Stoffe aufzunehmen, die der Körper braucht, wird auch dies Probleme bereiten", erklärt Carsten Vagn-Hansen und setzt fort:

„Eine normale und gesunde Darmflora ist von großer Bedeutung. Wenn man an eine Infektion im Darm denkt, bekommt diese nicht die Möglichkeit sich zu entwickeln, wenn man effektive Mikroorganis-

men einnimmt. Ich sehe auf jeden Fall, dass Vita Biosa bei Morbus Crohn und Dünndarmentzündungen helfen kann. Diese Krankheiten sind auf Störungen des Immunsystems zurückzuführen und können durch schlechte Verdauung und eine geschädigte Darmschleimhaut ausgelöst werden", erklärt Carsten Vagn-Hansen.

Er hat bis 1988 als Allgemeinmediziner praktiziert. Dann sah er es als seine Aufgabe, die dänische Bevölkerung über die Gesundheit aufzuklären, anstatt über Krankheit zu reden.

„Es ist unglaublich was man bereits mit ganz einfachen Mitteln für seine eigene Gesundheit tun kann", behauptet er. Immer wieder habe er miterlebt, wie effektiv die Kräfte der Natur gegen scheinbar unbändige Krankheiten gewirkt haben. Was geschieht aber eigentlich, wenn diese effektiven Mikroorganismen in den Darm gelangen?

Zum einen verdrängen sie die schädlichen Bakterien und Pilze, die sich in unserem Darm angesiedelt haben. Zum anderen bauen sie die Darmflora auf und verhindern somit Verstopfung und die Bildung von Giftstoffen. Gleichzeitig sorgen sie für eine bessere Aufnahme von Nährstoffen, da diese ordentlich zersetzt werden. Eine der nützlichsten Eigenschaften von Mikroorganismen, ist ihre Fähigkeit, Antioxidantien zu produzieren. Auf diese Weise kann der schädlichen Wirkung der „freien Radikale" entgegengewirkt werden. Die positiven Mikroorganismen stellen ein gesundes Gleichgewicht im Körper wieder her und halten dieses aufrecht. Auf diese Weise werde das „Innenklima" des Körpers – also das, was Bernard unter „Milieu" verstanden hat – verbessert und gleichzeitig verringere sich das Risiko, Krankheiten zu bekommen, sagt Carsten Vagn-Hansen. Außerdem könne man sich auf diese Weise, auch mit kleinen Mängeln, gesund und fit fühlen.

„Ich bin ein gutes Beispiel. Seit 37 Jahren bin ich zuckerkrank, fühle mich aber nicht im Geringsten krank. Ich sehe dies als die gesündeste Krankheit der Welt, weil sie mich dazu zwingt, gesund zu leben! Ich trinke auch effektive Mikroorganismen und weiß, dass diese meine innere Ökologie aufrechterhalten", sagt Carsten Vagn-Hansen und lacht.

Humor ist gratis – und dabei ebenfalls eine sehr effektive Medizin!

Rolle der Mikroorganismen: Unterstützung des Immunsystems auf der Haut und im Darm

■ Tag für Tag ist unser Körper fremden Mikroorganismen ausgesetzt und dabei sind diejenigen Bereiche unseres Körpers besonders betroffen, die unmittelbar mit der „Außenwelt" in Kontakt kommen. Dazu gehört neben der Haut und der Mundhöhle ganz besonders unser Darm, der tagtäglich erhebliche Mengen dessen, was ihm von außen zugeführt wird, zersetzen, verwerten und weitertransportieren muss.

Dazu verfügt er über eine enorme Oberfläche: die Oberfläche unserer Haut umfasst nur etwa zwei Quadratmeter, während es beim Darm etwa 40 Quadratmeter sind. Früher wurde die Oberfläche sogar auf 300 Quadratmeter, also etwa die Größe eines Tennisplatzes, geschätzt. Aber ganz gleich ob Tennisplatz oder ein kleines Appartement – die Angriffsfläche, die unser Darm auf diese Weise bietet, ist enorm, weshalb es wichtig ist, dass sich der Körper gut gegen Eindringlinge schützt.

Die Haut ist ebenfalls Teil unseres Abwehrsystems. Sie ist mit verschiedenen Arten von Milchsäurebakterien bedeckt, die sie vor der Besiedelung durch schädliche Keime und Pilze schützen und sie gleichzeitig durch die Aufrechterhaltung eines gesunden pH-Wertes geschmeidig und abwehrstark halten. Im Inneren des Körpers fungieren die Schleimhäute, welche die Verdauungsorgane auskleiden, als Barriere zwischen Außen- und Innenwelt.

Der Magen- und Darmschleimhaut kommt somit eine wichtige Funktion zu, denn sie schützt uns vor allen Stoffen, die durch Nahrung, Wasser oder Luft in den Mund gelangen, heruntergeschluckt werden und im Verdauungstrakt landen. Die nützlichen Darmbakterien bedecken optimalerweise die gesamte Schleimhaut des Dickdarms und schützen sie davor, dass sich schädliche Bakterien niederlassen können. Darüber hinaus sorgen die von ihnen produzierten organischen Säuren dafür, dass sich Krankheitserreger, die ein alkalisches Milieu brauchen, nicht wohlfühlen und in ihrem Wachstum und ihrer Vermehrung gehemmt werden.

Gesunder Darm gegen chronische Müdigkeit

■ Chronische Müdigkeit ist derzeit ein großes und wichtiges Thema. Ob es sich um Burnout oder das Chronique-Fatigue-Syndrom (CFS) handelt – eines ist klar: durch die anhaltende bleierne Müdigkeit bleibt dem Betroffenen ein erfülltes Leben voller Lebensfreude, Wohlbefinden und sinnvoller Produktivität verwehrt.

Es entsteht schnell ein Teufelskreis: wenn zu viele Belastungsfaktoren zusammenkommen – zum Beispiel Schadstoffbelastung, schlechte Ernährungsgewohnheiten, wenig Bewegung, wenig Schlaf und viel Stress – dann erhält der Darm nicht nur ungenügend verwertbare Nährstoffe, er wird gleichzeitig mit vielen Giftstoffen konfrontiert, gegen die der Körper ohne wertvolle Antioxidantien machtlos ist. Nährstoffmangel und hohe Belastung durch Umwelt- und Lebensmittelgifte machen uns auf Dauer müde und antriebslos, wodurch wir uns noch weniger Bewegen und noch schlechter ernähren. Ein sinnvoller Anknüpfungspunkt, um aus dem Teufelskreis auszubrechen ist und bleibt der Darm. Durch die Unterstützung und Sanierung der Darmfunktion mit Vita Biosa verbessert sich die Verdauung, so dass der Körper wieder mit allen wichtigen Nährstoffen versorgt werden kann. Auf diese Weise kehrt auch die Energie langsam zurück, die dazu genutzt werden kann, um insgesamt einen gesünderen Lebensstil aufzunehmen. Der Prozess der Darmsanierung und Giftausscheidung mit Vita Biosa lässt sich, wie bereits besprochen, durch die Einnahme von hochwertigem Zeolith-Klinoptilolith unterstützen.

Eine Studie stellte kürzlich fest, dass sich durch die regelmäßige Einnahme von Zeolith die Durchlässigkeit des Darms (Leaky-Gut-Syndrom) deutlich zurückbilden konnte[6]. Wie bereits oben beschrieben ist die Darmschleimhaut eine besonders wichtige Barriere zum Schutz unseres Körpers und die Schädigung dieser kann einen Ausgangspunkt für zahlreiche Erkrankungen, vor allem Autoimmunerkrankungen, darstellen. Bereits seit einiger Zeit wird der Zusammenhang zwischen dem Leaky-Gut-Syndrom und Morbus Crohn und Multipler Sklerose diskutiert.

6 *Lamprecht, Manfred, et al. „Effects of zeolite supplementation on parameters of intestinal barrier integrity, inflammation, redoxbiology and performance in aerobically trained subjects". Journal of the International Society of Sports Nutrition 12, no. 1 (2015): 1-11.*

Kurzer Überblick über die Verdauung

Ein unterschätztes Organsystem

Wie wir unser Essen wahrnehmen ist von Mensch zu Mensch unterschiedlich. Während die einen es als Vergnügen empfinden, nehmen besonders beschäftigte Menschen es auch mal als Belastung oder Zeitfresser wahr.

Woran wir meistens nicht denken ist die Tatsache, dass das Essen aus physiologischer Sicht nicht dazu dient, unseren Appetit oder unser Hungergefühl stillen, um anschließend satt und zufrieden zu sein. Vielmehr werden Hunger- und Sättigungsgefühle in uns erzeugt, um uns dazu zu bewegen, etwas zu essen, wenn unser Körper Nahrung als Rohstoff braucht, oder mit dem Essen aufzuhören wenn er genug hat.

Der Hunger trieb den Menschen seit je her an, sich mit Nahrung zu versorgen. So konnte er überleben – ganz ohne ein umfangreiches ernährungswissenschaftliches Wissen. Im Laufe der Evolution hat sich unser Verdauungssystem zu einem hoch entwickelten Ökosystem herausgebildet, das sich sogar der Hilfe anderer Lebewesen bedient, um das Beste aus der Nahrung herauszuholen und das Verdauungssystem zu pflegen.

Lange wurde die Bedeutung des Darms und damit auch seine wissenschaftliche Erforschung vernachlässigt. Dabei hat der Zustand des Darms enorme Auswirkungen auf den gesamten Körper. Die Aufgaben, die der Darm in unserem Körper wahrnimmt, sind sehr komplex, weshalb er ein Netzwerk aus 100 Millionen zusammengeschalteten Nervenzellen unterhält.

Dieses wird umgangssprachlich oft als „Bauchhirn" bezeichnet. Das, was im Darm passiert, wird an das Bauchhirn weitergeleitet. Auch mit dem Gehirn steht unser Darm über Nervenstränge in Verbindung. Dabei werden Informationen in beide Richtungen ausgetauscht, so dass Gefühle zum Teil aufgrund des Darmzustands gesteuert werden.

Da der Darm mit allem in Berührung kommt, was ihm von außen zugeführt wird, hat sich in Verbindung dazu ein leistungsfähiges Immunsystem entwickelt. In diesem sogenannten „Darmassoziierten Immunsystem" entstehen rund achtzig Prozent aller Immunzellen unseres Körpers. Dort absolvieren sie auch ihr „Training", woraufhin einige Zellen den Darm verlassen und zum Beispiel in Nase und Rachen für eine gute und „aktuelle" Immunabwehr sorgen.

Die im Darm lebenden Mikroorganismen stimulieren das Immunsystem auf eine positive Weise und halten es in ständiger Bereitschaft. Außerdem helfen sie dem Immunsystem, eine Toleranz gegenüber Nahrungsmitteln zu entwickeln. Gerät die Darmflora aus dem Gleichgewicht, kann das zu Nahrungsmittelunverträglichkeiten beitragen. Die Gesundheit unseres Darms ist also nicht nur für die reine Nährstoffversorgung und Erzeugung des wohligen Sättigungsgefühls zuständig, sie spielt auch eine große Rolle bei unserem Wohlbefinden allgemein. Wenn der Darm entspannte Signale an das Gehirn sendet und unser Immunsystem voll funktionsfähig ist, dann sind wir den täglichen Anforderungen gewachsen und fühlen uns wohl.

Wie läuft die Verdauung ab?

Vom Mund bis zum Dickdarm

Die Verdauung dient letztlich dazu, Nahrung zu zerkleinern, wertvolle Bestandteile daraus in den Körper aufzunehmen und den Rest wieder hinauszubefördern. Bereits im **Mund** fängt die Verdauung an. Die Nahrung wird durch den Kauvorgang zerkleinert und eingespeichelt, damit sie leichter weitertransportiert werden kann. Der Speichel enthält wichtige Enzyme, mit denen sich Kohlenhydrate spalten lassen.

Im **Magen** wird der Nahrungsbrei durch feine Schaukelbewegungen weiter durchmischt und mit Hilfe der Magensäure (Salzsäure) sowie weiterer Enzyme zersetzt. Der **Dünndarm** ist für den Abbau von Eiweißen, Zuckern, Stärken und Fetten sowie für die Aufnahme zerlegten Bestandteile in den Körper zuständig. Mit der Hilfe von zahlreichen Enzymen und der Gallenflüssigkeit wird der durch den Magen vorverdaute Nahrungsbrei in seine kleinsten Bestandteile zerlegt. Um dann so viele Nährstoffe wie möglich aufzunehmen, hat der Dünndarm eine besonders große Oberfläche entwickelt: dafür ist die oberste Schicht gefaltet und dicht mit Zotten (kleine Ausstülpungen) besiedelt. Diese Zotten wiederum sind von noch kleineren Mikrozotten bedeckt. Auf diese Weise können mehr Nährstoffe mit der Schleimhaut in Berührung kommen und von ihr aufgenommen werden.

Was sind Nährstoffe?

Nährstoffe sind Bausteine, die vom Körper benötigt werden, um Energie zu gewinnen und Zellen aufzubauen und zu erhalten. Sie werden grob in sechs Gruppen eingeteilt:

★ *Kohlenhydrate*

Der Anteil an Kohlenhydraten in unserer Ernährung ist mit der Einführung der Landwirtschaft massiv gestiegen. Die meisten Kohlenhydrate nehmen wir durch Reis, Nudeln, Brot, andere Getreide, Zucker sowie Kartoffeln und andere Wurzeln auf.

Obwohl wir so viele Kohlenhydrate zu uns nehmen, sind sie in Wirklichkeit entbehrlich: wenn der Körper keine Kohlenhydrate mehr bekommt, gewinnt er seine Energie aus Eiweißen oder aus Fett. Bei der Verdauung werden langkettige Kohlenhydrate immer weiter aufgespalten, bis sie nur noch aus Einfachzuckern bestehen. Manche Arten von Stärke können aber nicht im Dünndarm aufgespalten werden: kocht man beispielsweise Kartoffeln oder Nudeln und lässt sie anschließend abkühlen, wird die Struktur der Stärke derart verändert, dass sie für uns unverdaulich wird. Diese dient dann als Nahrung für die positiven Darmbakterien.

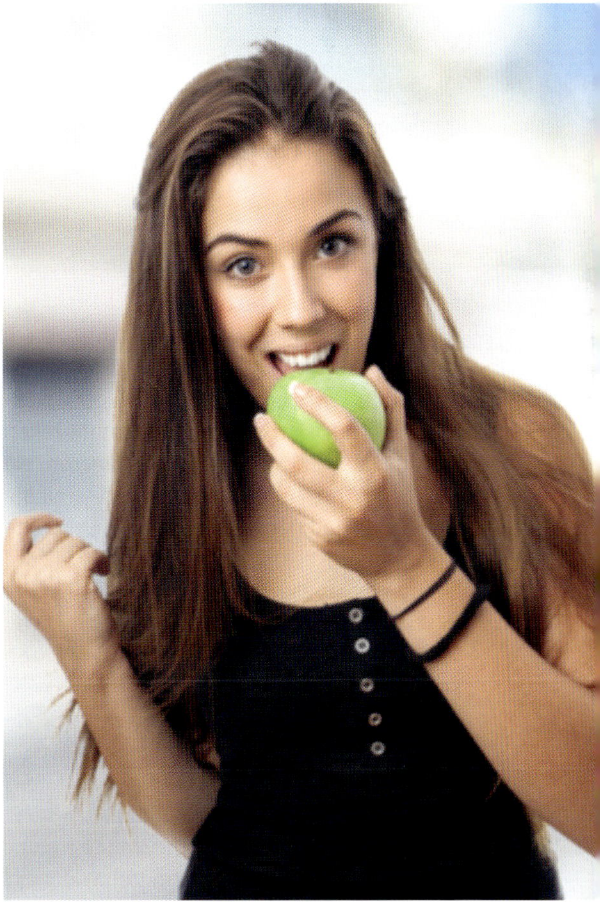

★ Proteine (Eiweiße)

Proteine sind unentbehrlich für den Körper, weil sie praktisch für jede Körperfunktion gebraucht werden. Stehen dem Körper nicht genügend andere Energiequellen zur Verfügung, kann er Proteine auch zur Energiegewinnung nutzen.

Es gibt sowohl tierische als auch pflanzliche Proteinquellen, über den Stellenwert derer noch viel diskutiert wird. Die Bausteine, aus denen Proteine gebaut sind, bezeichnet man als Aminosäuren, von denen acht für uns essentiell sind, weil der Körper sie nicht selbst herstellen kann.

★ Fett

Fett führen wir uns hauptsächlich in Form von Fleisch, Fisch, Nüssen und Pflanzenölen zu. Ebenso wie die Proteine ist das Fett für zahlreiche Körperfunktionen von großer Bedeutung. Da Fett nicht einfach aufgespalten werden kann, muss es durch die Gallenflüssigkeit emulgiert werden.

Anschließend kann es in Fettsäuren und Glycerin gespalten und mit Hilfe von Transportsystemen aufgenommen werden. Es gibt zwar nur zwei essentielle Fettsäuren – nämlich die Omega-3- und die Omega-6-Fettsäure, aber eine fettfreie Diät ist nicht empfehlenswert, da viele wichtige Körperfunktionen Fettsäuren benötigen.

★ Vitamine

Unter der Gruppe der Vitamine fasst man weitere Stoffe zusammen, die für den Körper vital, also lebenswichtig sind. Meist unterscheidet man neun wasserlösliche und vier fettlösliche Vitamine. Während die wasserlöslichen Vitamine nicht gespeichert werden können und bei Überschuss mit dem Urin ausgeschieden werden, kann der Körper für fettlösliche Vitamine Depots aufbauen. Wasserlösliche Vitamine sind außerdem extrem hitzeempfindlich, so dass ein großer Teil beim Kochen verloren gehen kann.

★ Mineralien

Zu den fünfzehn Mineralien, die der Mensch benötigt, gehören unter anderem das Eisen, was zur Blutbildung benötigt wird und das Calcium, welches ein wesentlicher Bestandteil von Knochen und Zähnen ist.

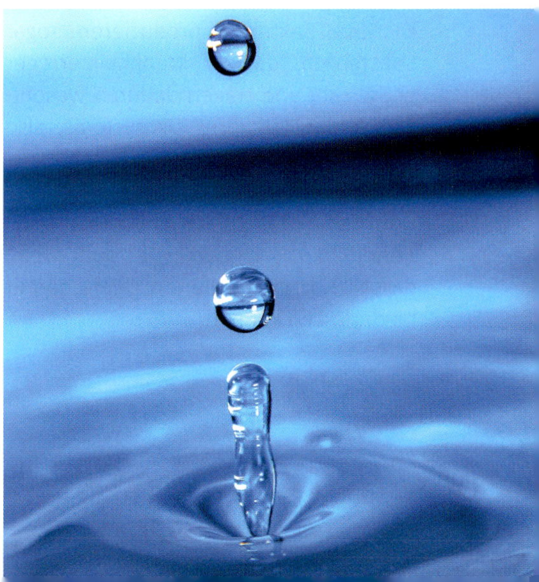

★ *Wasser*

Kein einziger Körperprozess kann ohne Flüssigkeit ablaufen, daher wird auch Wasser als essentiell betrachtet. Durchschnittlich benötigt ein erwachsener Mensch zwei Liter Wasser am Tag.
In den meisten Fällen werden aber nicht alle Nahrungsbestandteile optimal verwertet.

Diese werden dann an den **Dickdarm** weitergereicht. Dort wird alles, was der Körper noch gebrauchen kann, wieder zurückgeholt, wie zum Beispiel Wasser und wichtige Mineralien, wie Calcium und Magnesium.

Obwohl der Brei nun praktisch nichts mehr enthält, was der Mensch noch herausholen könnte, ist er für unsere Darmbakterien eine reiche Nährstoffquelle. Bei der komplexen Zersetzung dieser Pflanzenfasern fallen als Abbauprodukte wertvolle organische Säuren und sogar Vitamine, wie Vitamin B und K, an.

Manche Bakterien produzieren sogar Substanzen, die für Krankheitserreger giftig sind, und tragen dadurch wesentlich zum Erhalt ihres Ökosystems, also unseres Darmmilieus, bei. Wenn ausreichend positive Darmbakterien die Darmschleimhaut wie ein Schutzmantel besiedeln, verhindern sie außerdem, dass sich krankmachende Keime darauf niederlassen können.

Wie funktioniert die Nährstoffaufnahme?

Die meisten Nährstoffe werden im Dünndarm aufgenommen. Die Darmschleimhaut des Dünndarms lässt nur spezielle „Carrier-Proteine" passieren. Diese binden sich an die Nährstoffe im Darm und befördern sie durch die Darmwand. So wird sichergestellt, dass potentiell schädliche Substanzen nicht in den Körper gelangen können.

Dieses Gleichgewicht kann aber empfindlich gestört werden, wenn zum Beispiel harmlose Substanzen von schädlichen Stoffen imitiert werden oder wenn die Darmwand durch Unverträglichkeiten, Infektionen oder andere Faktoren durchlässig wird.

Pilzinfektionen, Alkohol und Chili können für „Löcher" in der Darmschleimhaut sorgen, so dass schädliche Stoffe, Krankheitserreger und unverdaute Nahrungsmittelbestandteile in den Organismus gelangen können. Dies führt zu Entzündungsreaktionen, die ernsthafte Folgen haben können.

Negative Einflüsse auf die Darmflora

Leider hat sich sowohl unsere Umwelt als auch unsere Ernährung in den letzten Jahrhunderten verschlechtert. Und da die Keime in unserem Darm stark von beiden Faktoren abhängen – und zusätzlich durch Antibiotika in Schach gehalten werden – hat sich auch unsere Darmflora schrittweise verschlechtert. Wir haben nicht nur weniger Darmbakterien insgesamt, auch ihre Vielfalt ist geringer.

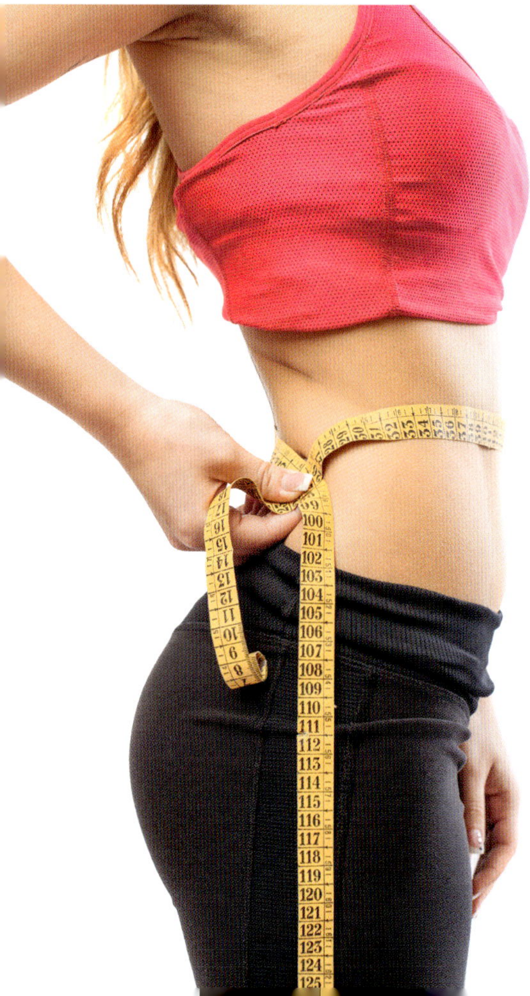

Eine angeschlagene, lückenhafte Darmflora kann aber Krankheitserregern Raum bieten, sich auf der Darmschleimhaut niederzulassen. Die Substanzen, die diese produzieren, greifen nicht nur die positiven Darmbakterien an, sondern können auch ins Körperinnere gelangen und mit dem Blut im Körper verteilt werden.
Auf diese Weise wird nicht nur das Darmmilieu vergiftet, sondern der gesamte Körper beeinträchtigt. Dieser Mechanismus wird seit geraumer Zeit als eine der Hauptursachen für zahlreiche Krankheiten diskutiert.

In der Forschung hat sich in den letzten Jahrzehnten vieles getan. So haben Forscher beispielsweise herausgefunden, dass die Darmflora Einfluss auf das Körpergewicht hat. Dafür haben sie absolut keimfreien Mäusen Darmbakterien von schlanken oder übergewichtigen Menschen verabreicht.

Diejenigen Mäuse, die die Darmflora von schlanken Menschen erhalten hatten, blieben schlank, während diejenigen, die mit den Darmbakterien der übergewichtigen Menschen gefüttert wurden entsprechend an Übergewicht litten.

Die Forscher vermuten, dass schlankmachende Bakterien besonders gute Bedingungen bei Menschen finden, die sich gesund und ausgewogen ernähren, was ebenfalls eine Erklärung dafür bietet, dass Diäten und das Zählen der Kalorien auf Dauer nicht funktionieren.

Was wissen wir über die menschliche Darmflora?

Der Einfluss der probiotischen Mikroorganismen auf die Darmflora und damit auch auf die Verdauung und das Wohlbefinden des Menschen hat vor einiger Zeit endlich das Interesse der Forschung geweckt. Grund genug, die bisher wichtigsten Erkenntnisse zusammenzufassen. Der Darm eines gesunden Menschen ist von ungefähr 100 Trillionen Mikroorganismen besiedelt. Das sind zehnmal so viele Bakterien, wie es Zellen im menschlichen Körper gibt!

Zusammen haben sie ein Gewicht von etwa 1,5 kg und die meisten von ihnen leben im Dickdarm. Mehr als 500 verschiedene Arten sind bereits entdeckt worden und etwa 80 Prozent davon müssen noch kategorisiert werden. Die Zusammensetzung der Bakterien variiert von Person zu Person, besteht jedoch normalerweise aus 30 bis 40 dominanten Spezies und eine Reihe von anderen Arten in geringeren Mengen.

Physiologische Besiedlung: die Entstehung der Darmflora

Die Darmflora besteht von Geburt an. Beim Passieren des Geburtskanals gelangen die ersten Bakterien in den Mund des Neugeborenen. Von da an schreitet die Besiedelung durch verschiedene Bakterienstämme nach und nach fort. Wenn das Baby beispielsweise gestillt wird, gelangen Milchsäurebakterien von der Haut der Mutter in den Körper deBabys. Alles, was in den Mund gelangt, enthält Mikroorganismen aus der Umgebung. Auf diese Weise ist es möglich zu bestimmen, ob ein Kind im Krankenhaus geboren wurde, denn es wird in diesem Fall eine von Clostridien ausgelöste Durchfallerkrankung noch vor seinem ersten Geburtstag entwickeln. Kinder, die zu Hause geboren werden, bleiben davon verschont und entwickeln zügig Milchsäurebakterien-Stämme.

Normalerweise haben Babys, die gestillt werden, einen hohen Anteil am Bifidobacterium bifido im Darm (zersetzt Laktose), während Babys, die mit der Flasche gefüttert werden, eine wesentlich komplexere Darmflora besitzen.

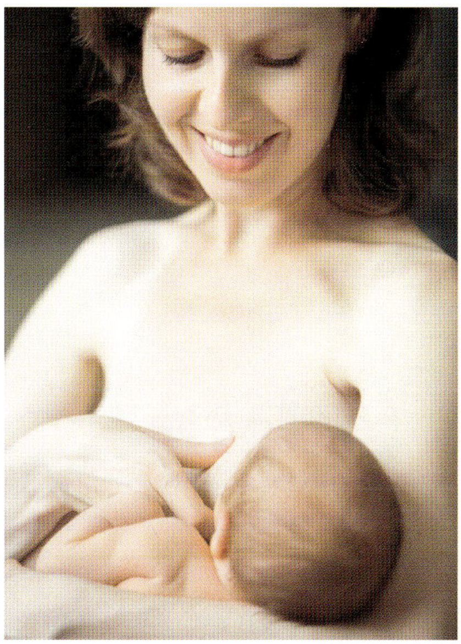

Wo ist die Darmflora und was tut sie?

■ Die Darmflora haftet an der Schleimhaut des Dickdarms (einige Bakterien findet man aber auch im Dünndarm) und bildet somit eine dünne Schicht auf der Innenwand des Darms. Sie stellt einen riesigen Verbund von Zellen dar, die miteinander und mit den Zellen der Darmschleimhaut kommunizieren.

In einem gesunden Darm nimmt die gesunde Darmflora den gesamten Raum auf der Schleimhaut ein, so dass unerwünschte Bakterien gar nicht erst mit der Darmwand in Kontakt treten können. Durch die Produktion von Milch- und Essigsäure setzen die Milchsäurebakterien den pH-Wert lokal herab, so dass Fäulnisbakterien und Pilze sich nicht festsetzen können.

Durch den engen Kontakt mit der Darmwand stimulieren sie die dendritischen Immunzellen auf der Außenseite des Darms, damit sie Substanzen produzieren, die toxisch für pathogene Keime sind. Einige probiotische Bakterien produzieren sogar selbst Toxine. Das dicht gewebte Netz aus nützlichen Bakterien bildet sozusagen eine zusätzliche Schutzschicht, die mitbestimmt, was in den Darm und in den Körper gelangen darf. Einige Bakterien können sogar den genetischen Code der Darmzellen so verändern, dass sie ihnen benötigte Nährstoffe liefern. Eine der großen Nervenbahnen, der Vagusnerv, verbindet den Darm direkt mit einem Teil des Gehirns, der für die Regulation von Emotionen zuständig ist, und der mit der Entwicklung von Depressionen und Angstzuständen in Verbindung gebracht wird. Über diese in beide Richtungen verlaufende Verbindung kommunizieren Gehirn und Darm miteinander. Eine ungesunde Darmflora kann daher Stress, Schlafmangel, Heißhunger auf Zucker und Erschöpfungszustände auslösen.

Umgekehrt zeigen wissenschaftliche Untersuchungen, dass das Milchsäurebakterium Lactobacillus rhamnosus Stress und Angstzustände reduzieren kann. Das Nervensystem, das endokrine System und das Immunsystem stehen in engem Kontakt mit dem Darm und somit auch unter dem Einfluss der Mikroorganismen. Zahlreiche Bakterien in der Darmflora sind harmlos und im Wesentlichen ohne Funktion. Viele sind jedoch von unschätzbarem Wert und nehmen aktiv an zahlreichen Körperfunktionen teil. Durch den täglichen Verzehr von probiotischen Bakterien und Milchsäurebakterien, lässt sich die gesunde Darmflora unterstützen und sogar wiederherstellen.

Die häufigsten Bakterien, die in der Darmflora vorkommen, sind folgende:

✔ Die ***Lactobacillen*** sind eine Gruppe von Bakterien, welche die Menge an Säure im Darm erhöhen. Dadurch werden pathogene Keime in ihrem Wachstum gehemmt.

✔ *Streptoccoccus thermophilus* ist ein nützliches Bakterium aus der Gruppe der Streptokokken, das die in der Milch enthaltene Laktose zersetzt. Daher mildert es die Beschwerden bei Menschen mit Laktoseintoleranz.

✔ Das *Bifidobacterium* produziert Vitamin B und hemmt das Wachstum von Pilzen.

✔ *Escherichia* produziert Vitamin K, das für die Blutgerinnung gebraucht wird und lebt von Pflanzenfasern, die der Mensch nicht selbst verdauen kann.

Wie kann man die Darmflora unterstützen?

■ Die Darmflora wird ständig durch unsere Lebensweise und unsere Ernährung beeinflusst. Vor allem eine Behandlung mit Antibiotika, Rauchen, Alkohol, Schlafmangel, Stress und Mangelernährung haben einen negativen Einfluss auf die Bakterienpopulation. Umgekehrt sind gute Gewohnheiten ein entscheidender Erfolgsfaktor beim Wiederaufbau einer gesunden Darmflora.

Früher waren fermentierte Produkte, eine verbreitete Quelle für Milchsäurebakterien, natürlicher Teil eines jeden Haushaltes. Eine moderne Lebensweise bedeutet aber nicht selten die Ablösung von Traditionen durch neuere Methoden. Dies bedeutet, dass viele der traditionellen Lebensmittel und Lebensmittelherstellungsverfahren aufgegeben wurden, wo neue Methoden hinzukamen, und dass fermentierte Produkte und Milchsäurebakterien aus unserem täglichen Leben verschwinden.

Der Begriff „Fermentation“ oder Gärung wird im Zusammenhang mit Prozessen verwendet, bei denen Mikroorganismen einen Stoff in einen anderen umwandeln. Fermentation kennen wir im Zusammenhang mit Hefe, wo Zucker in Alkohol umgewandelt wird, vom Essigpilz, der Alkohol zu Essigsäure umwandelt und von Milchsäurebakterien, die Kohlenhydrate in Milchsäure umwandeln. In solchen Prozessen können sehr komplexe Substanzen entstehen, wie im Fall von Penicillin, das auf natürliche Weise durch einen Schimmelpilz produziert wird, der auf Orangen wächst, und Humaninsulin, das in großen Mengen durch eine Genmanipulation von Bakterien hergestellt werden kann.

Lebensmittelkonservierung durch Fermentation

■ Während des Fermentationsprozesses mit Milchsäurebakterien wird in erster Linie Milchsäure, aber auch kleinere Mengen anderer organischer Säuren erzeugt, wie zum Beispiel Essigsäure.
Sobald eine ausreichende Menge an Milchsäure produziert worden ist, wird das Produkt so sauer, dass sich unerwünschte Bakterien nicht festsetzen können. Dieser Vorgang konserviert das Produkt auf natürliche Weise und schützt es vor pathogenen Keimen.

Früher wurde diese selbstkonservierende Wirkung für die Aufbereitung von Milch verwendet. Wenn die Milch sauer wurde, ließ man sie stehen, bis die natürlich darin vorkommenden Bakterien ihre Arbeit verrichtet hatten. Das Ergebnis war Quark und bedeutete für die Menschen, dass sie Milch länger haltbar gemacht hatten.

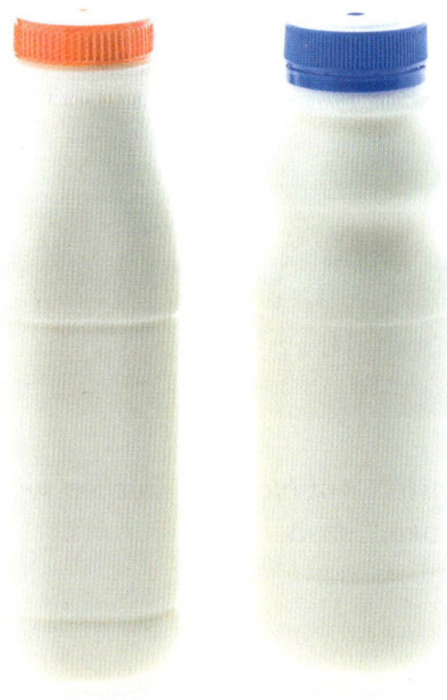

Heutzutage wird Milch pasteurisiert und homogenisiert, was die natürlich darin vorkommenden Milchsäurebakterien abtötet. Ist die Milch nicht mehr frisch, wird sie stattdessen von außen durch Fäulnisbakterien angegriffen, die übelriechende Verbindungen erzeugen. Fermentation von Lebensmitteln ist immer noch weit verbreitet.

Während sie in Entwicklungsländern vor allem in Privathaushalten angewendet wird, hat die Westliche Welt diesen Prozess weitgehend industrialisiert. Lebensmittel werden nicht mehr zwecks längerer Haltbarkeit fermentiert, dafür setzt man schließlich bereits künstliche Konservierungsstoffe ein. In den meisten Fällen wird die Erzeugung einer Geschmackskomponente angestrebt, die als Umami bezeichnet wird.

Beispiele für fermentierte Lebensmittel, die in großem Umfang verkauft werden, sind Bier, Wurst, Joghurt und Käse, aber obwohl fermentierte Produkte immer noch ein kleiner Teil unseres Lebens sind, ist es eine Herausforderung, genügend davon zu uns zu nehmen.

Dabei geht es nicht nur um eine ausreichende Anzahl an einzelnen Bakterien, sondern vor allem um verschiedene Stämme, da die positive Wirkung vor allem in der Zusammenarbeit von verschiedenen Stämmen gesehen wird. Und ein zuverlässiger Weg, wie man ausreichend Milchsäurebakterien und unterschiedliche Stämme aufnehmen kann, ist der Verzehr von Vita Biosa.

Das Dominanzprinzip der Mikroorganismen

■ Mikroorganismen lassen sich in drei Gruppen einteilen. Die **erste Gruppe** besteht aus fäulnisbildenden Bakterien. Diese sind, wenn in entsprechender

Menge vorhanden, immer dominant und verursachen durch ihren Stoffwechsel Fäulnisprozesse.

Die **zweite Gruppe** umfasst neutrale Bakterien, die sich der Gruppe von Mikroorganismen anpassen, die gerade vorherrschend (dominant) ist.

Die **dritte Gruppe** beinhaltet Mikroorganismen, die aufbauend wirken. Sie sind, genau wie die erste Gruppe, gern dominant und können auf indirektem Wege fäulnisbildende Vorgänge verhindern.

Aus diesem Grund sind sie für unsere Gesundheit besonders wertvoll und sollten sich optimalerweise so stark in unserem Darm vermehren können, dass sie eine Vorrangstellung erreichen und die fäulnisbildenden Bakterien verdrängen.

■ Der Begriff **„Antibiotika"** ist uns wohl allen wohl bekannt und die meisten von uns sind bereits als Kinder damit in Berührung gekommen. Oftmals wird die Entdeckung des Penicillins als eine Rettung für die Menschheit angesehen, doch wenn man sich die Entwicklung der Sterblichkeit durch Infektionskrankheiten ansieht, stellt man fest, dass die Einführung des Penicillins keine besondere Auswirkung darauf hatte.

Zwar ist die Sterblichkeit durch bakterielle und sonstige Infektionen insgesamt in den letzten einhundert Jahren zurückgegangen, doch kann dies vor allem auf die besseren Lebensbedinungen zurückgeführt werden. In letzter Zeit wird immer mehr davon gesprochen, dass Antibiotika – ganz im Gegenteil – unsere natürliche Widerstandskraft gegen Infektionen schwächen.

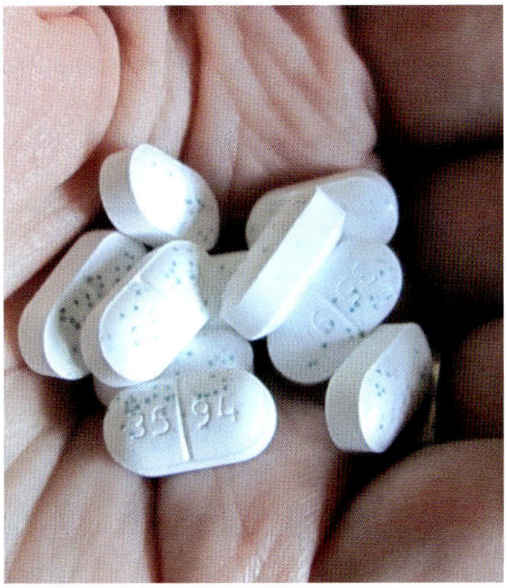

„Anstatt Antibiotika brauchen wir Probiotika," so der dänische Arzt Carsten Vagn-Hansen.

„Dabei handelt es sich um normale, gesunde Mikroorganismen aus der Natur, überwiegend Milchsäurebakterien, die für den Darm, den Verdauungsprozess und die allgemeine Darmfunktion sehr wichtig sind. Damit verbunden ist auch die Aufnahme von Nährstoffen und die Funktion des Immunsystems. Modernes Essen ist aber arm an gesunden Bakterien, weil wir all unser Essen kochen oder braten. Nur selten bekommen wir, wie manchmal noch in Deutschland oder auf Kreta, mariniertes oder mit Milchsäure-

bakterien gesäuertes Gemüse. Isst man Joghurt oder andere Sauermilchkulturen, so sind sie derart mit Zucker angereichert, dass die Milchsäurebakterien dadurch gehemmt oder abtötet werden. Wenn wir nichts anderes als frische, rohe Lebensmittel essen würden, die nicht durch Pestizide, Aufbewahrung über lange Zeit, Erhitzung, Konservierungsmittel oder Zusatzstoffe zerstört werden würden, und wenn wir die Möglichkeit hätten, in einer natürlichen Umgebung zu leben anstatt in einer verschmutzten Umwelt, dann würden wir keine Probiotika brauchen. Diese bekämen wir dann vollkommen gratis mit dem Essen".

Was können Probiotika?

■ Dort, wo noch traditionell gegessen wird, gehören fermentierte Lebensmittel zur täglichen Ernährung dazu. Einige der Beispiele sind Joghurt, Kefir, milchsauer vergorenes Gemüse, wie etwa Sauerkraut, Hirse, Tempeh, Miso, oder die heimische Dickmilch, die lediglich über Nacht gestandene Rohmilch ist.

Würde unsere Milch nicht durch Pasteurisierung und Homogenisierung haltbar gemacht (also praktisch zerstört), wäre sie ebenfalls reich an guten Bakterien und Enzymen, die der Verdauung gut tun. Heutzutage sind wir stattdessen gezwungen, gesunde Bakterien zu kaufen, damit wir genug davon aufnehmen können. Die gesundheitlichen Vorteile sind zahlreich und lassen sich dadurch erklären, dass sich der Verdauungstrakt des Menschen im Laufe der Evolution immer in Abhängigkeit von seinen Darmbakterien entwickelt hat. Deshalb ist er so sehr an sie angepasst, dass er sie dringend braucht.

Im folgenden nur ein paar der (gut untersuchten) positiven Effekte[7]:

★ *Verbesserung der Darmflora*

Probiotika fördern ein Klima im Darm, das die helfenden Bakterien gedeihen lässt und die Krankheitserreger verdrängt. Dadurch hat auch eine angeschlagene Darmflora die Chance, sich zu erholen.

★ *Vorbeugung von Infektionen*

Infektionserkrankungen wird vorgebeugt, indem man eine stabile Darmflora wiederherstellt, welche die Darmwand intakt hält und die Immunabwehr auf eine natürliche Weise stimuliert. Der Stuhl wird durch die Bildung der organischen Säuren angesäuert, was Krankheitserreger verdrängt und so die Symptome von Durchfallerkrankungen mildert.

★ *Verbesserung der Energieversorgung*

Die Energieversorgung des Körpers wird verbessert, was insbesondere beim Burnout-Syndrom hilfreich ist.

7 Werk, R. Der Darm: Wächter der Gesundheit. Ehlers, 2008, S.32ff

★ Aktivierung des Immunsystems

Das Immunsystem wird im gesunden Maße stimuliert, was sich auch auf die Abwehrbereitschaft anderer Gewebe, wie der Mund- Rachen- und Nasenschleimhaut positiv auswirkt.

★ Vorbeugung von Komplikationen durch Antibiotika

Probiotische Bakterien haben die nützliche Fähigkeit, zahlreiche Stoffe an sich zu binden. Dazu gehören zum Beispiel Schwermetalle, Quecksilber und Chemotherapeutika. Diese Substanzen können auf diese Weise zusammen mit den Bakterien einfach mit dem Stuhlgang ausgeschieden werden, ohne dass sie im Körper zu schädlichen Prozessen führen. Auch das Toxin des Bakteriums Clostridium difficile, das Durchfallerkrankungen nach Antibiotikabehandlungen auslösen kann, kann auf diesem Wege den Verdauungskanal verlassen, ohne Schaden anzurichten. Aus diesem Grund werden Probiotika immer häufiger begleitend zu Antibiotikatherapien eingesetzt. Auch wird dadurch die schädliche Wirkung der Antibiotika auf die nützlichen Darmbakterien selbst abgemildert und die Darmflora geschützt.

Carsten Vagn-Hansen:
„Probiotika regenerieren die Darmflora nach einer Antibiotika-Behandlung und stärken die Widerstandskraft gegen neue Infektionen, unter anderem gegen Blasenentzündung. Sie stärken die Schleimbildung in Magen und Darm und verhindern in Verbindung mit gesunder Kost, undichte Darmschleimhäute, so dass wir keine unverdauten Speisereste aufnehmen. Das wirkt möglicherweise vorbeugend gegen Krebs, indem die krebserregenden Nitrosamine abgebaut werden.
Außerdem verhindern sie üblen Mundgeruch, Durchfall und Verstopfung. Sie wirken gegen Blähungen, indem sie die Zuckerarten abbauen, die das Wachstum methanproduzierender Bakterien fördern. Kinder entwickeln nicht so leicht Lebensmittelallergien und Ekzeme, wenn ihre Darmflora intakt ist.“

Außerdem merkt Vagn-Hansen an, dass eine gesunde Darmflora besonders für Menschen, die vor einer Operation stehen, wichtig ist. Diese kann sich bei Kranken nämlich innerhalb weniger Stunden verändern, kann sich bei Kranken nämlich innerhalb weniger Stunden verändern, weil zum Beispiel zu wenig Nahrung aufgenommen wird, ein Sauerstoffmangel besteht oder starke Antibiotika verabreicht werden. Je stabiler die Darmflora im Vorfeld, desto besser. Auch nach der Operation helfen die Mikroorganismen die eigene Immunabwehr aufrechtzuerhalten.

„Wenn man keine Probleme mit dem Darmsystem und der Verdauung hat und die Nährstoffe ohne Probleme aufnimmt,“ sagt er abschließend, *„bekommt man eine Menge Energie und bleibt gesund. Die Selbstheilungskräfte werden gestärkt.“*

Wie können wir Probiotika zu uns nehmen?

■ Wir können probiotische Bakterien aufnehmen, indem wir gute Sauermilchprodukte zu uns nehmen, die keinen Zucker enthalten, dafür aber mit frischen Früchten serviert werden. Auch in gefriergetrocknetem Zustand kann man Milchsäurebakterien kaufen. Diese werden aktiv, sobald sie in den Verdauungstrakt gelangen.

Carsten Vagn-Hansen: *„Eine andere Möglichkeit ist Vita Biosa, welches nicht als Naturmedizin betrachtet werden sollte, sondern als ein Lebensmittel mit sehr guten physiologischen Eigenschaften. Dabei handelt es sich um normale gesunde Mikroorganismen aus der Natur, überwiegend Milchsäurebakterien, und einem Zusatz von Kräutern. Gemeinsam haben sie in Vita Biosa, wie die Probiotika, eine sehr gute Wirkung auf unseren Darm, die Verdauung und die Darmfunktion, auf die Aufnahme von Nährstoffen und das Immunsystem. Sogar Pflanzen, die Vita Biosa bekommen, wachsen besser und werden kräftiger."*

Er empfiehlt, Vita Biosa morgens vor dem Frühstück zu trinken, damit die Mikroorganismen den Weg durch den Magensaft bestmöglich überstehen können. Wenn man seine Dickdarm-Flora so aufgebaut hat, dass sie viele Bifidobakterien enthält, wirkt man giftigen Stoffwechselprodukten entgegen, die bei der Gärung im Dickdarm gebildet werden.

Je älter wir werden, desto weniger Bifidobakterien findet man im Darm und mittlerweile wird sogar diskutiert, ob dies nicht einen wichtigen Faktor für den Alterungsprozess, eine schlechte Immunabwehr sowie Krankheiten wie Krebs und Gicht darstellt.

★ ***Wir müssen mit den guten Bakterien und Mikroorganismen zusammenarbeiten und sie nicht bekämpfen. Das ist lebenswichtig für uns. (Carsten Vagn-Hansen)***

Überleben die Milchsäurebakterien im Magen-Darm-Trakt?

■ Eine Frage, die sich häufig stellt, bezieht sich auf die Überlebensrate der probiotischen Bakterien auf dem Weg zu ihrem "Bestimmungsort", dem Darm. Immerhin müssen sie die schwierige Magen- und Zwölffingerdarmpassage gut überstehen. Diese Anforderungen erfüllen nur wenige Milchsäurebakterien, die resistent gegenüber der Magensäure und den aggressiven Gallensäuren sind.

Damit sich die Milchsäurebakterien gegen die anderen Mikroorganismen im Darm durchsetzen und sich dort ansiedeln können, müssen sie in ausreichender Menge vorhanden sein. Mittlerweile weiß man, dass Bakterien wie Lactobacillus rhamnosus, Lactobacillus acidophilus und Lactobacillus casei die Fähigkeit-

besitzen, die Verdauung zu überstehen[8].

Man nimmt an, dass eher wenige Bakterien es schaffen, tatsächlich in unserem Darm „sesshaft" zu werden, da es schwierig ist, durch Nahrungsbrei und Schleimschicht bis zur Darmwand vorzudringen, um sich dort niederzulassen. Vielmehr fördert die Anwesenheit der probiotischen Bakterien ein günstiges Milieu, was es der ansässigen Darmflora ermöglicht, sich zu stabilisieren und zu vermehren. Aus diesem Grund muss man auf eine konstante Zufuhr von probiotischen Bakterien achten. Auch regelmäßige acht- bis zwölfwöchige Kuren haben sich als sehr sinnvoll erwiesen. In der Zeit zwischen den Kuren sollten fermentierte Lebensmittel unbedingt mit auf den Speiseplan!

Darmgesundheit und Allergien

■ Um es ganz einfach zu machen: Eine Allergie ist eine überschießende Abwehrreaktion des Immunsystems gegen Fremdstoffe, die normalerweise harmlos sind. In unserem Körper finden also sozusagen Fehlinterpretationen gegenüber bestimmten Stoffen statt, die eine Entzündungskaskade im Organismus auslösen, welche wir dann als als typische Allergiesymptome wahrnehmen. Diese allergischen Reaktionen können auf der Haut, auf Schleimhäuten und in manchen Fällen – nach Eindringen der Allergene in den Blutkreislauf – auch im Gesamtorganismus (also systemisch) ausgelöst werden. Auch auf den unterschiedlichen Abschnitten der Darmschleimhaut können allergische Reaktionen ausgelöst werden.

Eine Allergie des Darms äußert sich häufig in Form von Völlegefühl, Blähungen bis hin zu wiederkehrenden Durchfällen, die sich mit Verstopfung abwechseln können. Diese Symptome unterscheiden sich aber kaum von denen nicht-allergischer Verdauungsbeschwerden. Allein der Nachweis, dass das Auftreten der Beschwerden im zeitlichen Zusammenhang mit dem Allergenkontakt steht, macht die Diagnose „allergische Darmreaktion" in vielen Fällen erst möglich.

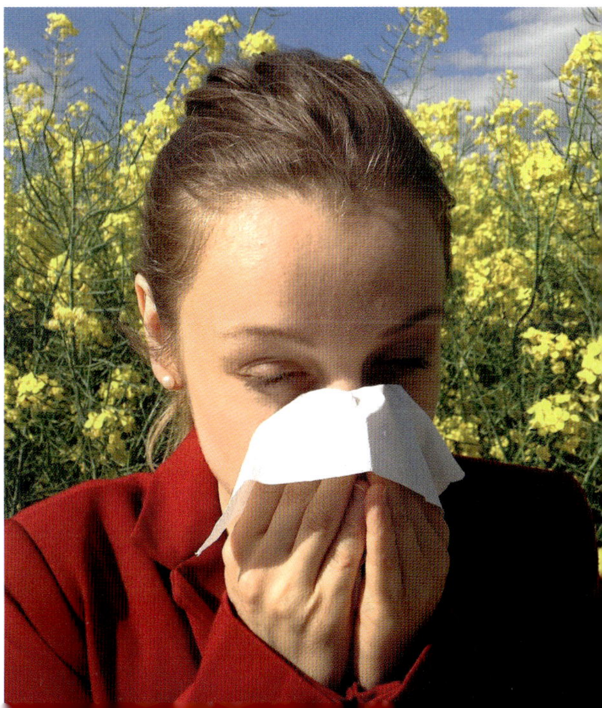

---

8 So zum Beispiel nachzulesen in Enders, G. Darm mit Charme: Alles über ein unterschätztes Organ. Ullstein eBooks, 2014, S.255.

Entgleisungen des Immunsystems im Darm beruhen auf sehr komplexen Vorgängen. Neben den körpereigenen immunogenen Abläufen spielen hier auch Faktoren eine wichtige Rolle, die im engen Zusammenhang mit unserer Darmflora stehen.
Wenn das sogenannte Darmmikrobiom beispielsweise durch falsche Ernährung, Sress, Antibiotika oder andere negative Einflüsse aus dem Gleichgewicht gebracht wird, können die Immunfunktionen unseres Darms und auch die des gesamten Körpers empfindlich beeinträchtigt werden.

Auf diese Weise wird auch die Schwelle für das Auftreten allergischer Reaktionen entscheidend herabgesenkt. In solchen Fällen kann Vita Biosa eine sinnvolle Unterstützung sein, um den Darm wieder ins Gleichgewicht zu bringen, dadurch das Immunsystem zu unterstützen und das Auftreten von Allergien zu verringern. Durch die Stärkung der positiven Darmbakterien wird außerdem die Darmschleimhaut als wichtige Schutzbarriere gestärkt und so das Eindringen schädlicher Keime in den Organismus verhindert.

Ein gesunder Darm ist der Schlüssel zu einer funktionierenden Immunabwehr und einer allgemein ausgeglichenen Nährstoffversorgung für die Aufrechterhaltung aller wichtigen Körperfunktionen. Daher ist die Darmsanierung für den Heilungsprozess von Allergikern so entscheidend.

Das Anwendungsspektrum von Vita Biosa ist vielfältig. Wie Dr. Vagn Baastrup feststellt:

***„Ich bin angerufen worden von Hunderten von Menschen, die Hilfe für unzählige Darmleiden gefunden haben, besonders Morbus Crohn, aber auch Dünndarmentzündungen.
Ansonsten kann ich Pilzinfektionen der Bronchien nennen, Migräne, Prostataleiden, Angina-Beschwerden, Candida, Psoriasis, Stirn- und Nebenhöhlenentzündungen und Fibromyalgie.***

Zu früh geborene Säuglinge entwickeln sich schneller und nehmen schneller zu, wenn sie gestillt werden und die Mutter gleichzeitig Mikroorganismen einnimmt. Menschen mit Amalgamvergiftungen und Gelenkgicht geht es viel besser und auch andere Typen von Schmerzsyndromen werden stark reduziert, manchmal bis zu 90 Prozent.

Ich sage lieber: Probiert es selbst aus!“

Im vergangenen Abschnitt haben wir besprochen, welche gesundheitlichen Vorteile eine intakte Darmflora und die Einnahme von Probiotika bieten.

Im Folgenden wird etwas detaillierter auf einige Erkrankungen eingegangen, die sich besonders gut durch die Einnahme von probiotischen Mitteln, wie Vita Biosa beeinflussen lassen.

★ *Candida albicans*

Candida-Pilze werden häufig als feindliche Eindringlinge in unser Verdauungssystem und als Ursache des Ungleichgewichts im Darm betrachtet. Doch das ist nicht unbedingt der Fall.

Candida kommt natürlicherweise im Gastrointestinaltrakt und im Vaginaltrakt vor. Das Problem ist, dass dieser Pilz pathogen wird, wenn die Lebensbedingungen für ihn zu gut werden, so dass er dominant werden kann. Vor allem Zucker, weißes Brot und Milch tragen zu besonders günstigen Lebensbedingungen für den Candida-Pilz bei.

Auch Antibiotika können sein Wachstum fördern, weil die probiotischen Bakterien, die normalerweise mit dem Pilz um den Lebensraum konkurrieren würden, durch die Behandlung abgetötet werden. Das bietet dem Pilz die Möglichkeit, Magen-, Darm- und Vaginalschleimhäute zu erobern.Häufig führt ein übermäßiges Wachstum von Candida zu Wunden in Speiseröhre und Darm, zum Leaky-Gut-Syndrom, Diarrhoe, Hautausschlägen und Rissen um den Mund herum. Darüber hinaus führt es zu Mündigkeit und einem großen Verlangen nach Lebensmitteln mit hohem Zuckergehalt, wie Süßigkeiten oder Kuchen.

Wenn das Immunsystem des Körpers geschwächt ist, hat der Pilz die Möglichkeit, seine Wurzeln auszustrecken und damit in die Darmschleimhaut einzudringen, um mehr Halt zu bekommen. Das ermöglicht es jedoch, dass unverdaute Proteine in Form von Peptiden in die Blutbahn geraten, worauf der Körper mit Antikörpern reagiert, so dass eine allergische Reaktion erzeugt wird. Darüber hinaus produziert der Candida-Pilz Toxine, die das Nervensystem vergiften und Kopfschmerzen, Muskelermüdung und Muskelschmerzen verursachen, weil die Toxine das gesamte System beeinflussen.

Wenn der Candida-Pilz den Darm beherrscht, dann ist es unerlässlich, eine besonders feindselige Umgebung für ihn zu schaffen, damit er sich nicht weiter ausbreiten kann. Glücklicherweise ist dies auch unserer Gesundheit besonders zuträglich. Am besten gelingt es, wenn man dem Pilz seine Nahrungsquelle entzieht und seine Lebensbedingungen verschlechtert. Darum ist es besonders wichtig, dass man die Nahrungsmittel meidet, die den Pilz gedeihen lassen, wie zum Beispiel Zucker, Süßigkeiten und Weißbrot/Weizenmehl. Wenn man gegen eine Candida-Infektion kämpft, ist es von Bedeutung, dass man Probiotika zu sich nimmt. Probiotische Bakterien stehen in direktem Konkurrenzkampf zum Candida-Pilz, denn sie verbrauchen den Zucker, der in den Körper gelangt und nehmen dem Pilz auf diese Weise seine Nahrungsquelle. Darüber hinaus wandeln sie Zucker in Säure um, was den Pilz daran hindert zu wachsen und seine Sporen zu verbreiten.

Vita Biosa hilft bei der Genesung durch folgende Eigenschaften:

✔ Erzeugung eines sauren und damit lebensfeindlichen Milieus, welches das Wachstum und die Vermehrung von Candida behindert

✔ Probiotische Bakterien verstoffwechseln Zucker. Damit nehmen sie dem Pilz seine Nahrungsgrundlage.

✔ Hemmung der Fähigkeit und Reduktion der Möglichkeiten, in die Darmwand einzudringen, dadurch kann die Darmwand nach und nach heilen.

★ *Colitis ulcerosa*

Colitis ulcerosa ist eine chronisch-entzündliche Erkrankung, die normalerweise nur in der Dickdarmschleimhaut vorkommt. In seltenen Fällen kann sie aber auch den unteren Teil des Dünndarms befallen. Das ist auch der Grund dafür, warum sie in manchen Fällen diagnostisch nur schwer von Morbus Crohn (eine chronisch-entzündliche Erkrankung des gesamten Darms) abzugrenzen ist. Colitis ulcerosa wird als eine Autoimmunerkrankung beschrieben, da sie durch eine Überreaktion des Immunsystems auf den Darminhalt und die natürlich darin vorkommenden Bakterien ausgelöst wird.

In Dänemark sind 1 bis 3 von 1000 Menschen an Colitis ulcerosa erkrankt und in den meisten Fällen manifestiert sich die Erkrankung erst im Alter von 15 bis 40. Oft werden familiäre Häufungen beobachtet, obwohl es bisher nicht möglich war zu bestimmen, ob die Erkrankung tatsächlich erblich ist oder nicht. Forschungsarbeiten fanden Hinweise darauf, dass Patienten mit Colitis ulcerosa auch ein erhöhtes Risiko für Arthritis, Hauterkrankungen, Lebererkrankungen und Dickdarmkrebs haben.

Normalerweise umfassen die Symptome von Colitis ulcerosa häufigen Stuhlgang, blutige Durchfälle mit Schmerzen und Krämpfen im unteren Abdomen, Müdigkeit, Gewichtsverlust und Fieber. Darüber hinaus findet man weitere Symptome, wie intensive Rötung, Fisteln, Fissuren, Abszesse und Hämorrhoiden. In extremen Fällen wird es notwendig, den gesamten Darm zu entfernen, was die Erkrankung zwar heilt, jedoch zu einem lebenslangen Stoma (künstlicher Darmausgang) führt. Die Erkrankung führt zu verringerter Schleimbildung und zu verringerter Produktion von schwefelhaltigen Glykoproteinen. Darüber hinaus ist die Menge an Prostaglandin in der Darmschleimhaut, im Blut und im Kot erhöht. Da Prostaglandine entzündliche Prozesse im Körper regulieren, ist das ein Indikator für erhöhte entzündliche Vorgänge im Körper. Das führt letztendlich zu einem Teufelskreis, in dem sich die Krankheit selbst verstärkt. Die Krankheit verläuft häufig in wiederkehrenden Schüben, aber was genau diese auslöst, ist noch nicht bekannt.

Es wird jedoch allgemein angenommen, dass ein übermäßiges Wachstum pathogener Bakterien und Pilze (wie Candida), Zuckerkonsum, Gluten und ein stressiger Lebensstil Faktoren sind, die zu einem Ausbruch führen können. Darüber hinaus tragen Behandlungen mit Antibiotika, bei denen die nützlichen Bakterien abgetötet werden, mit zu einem Schub bei, da sich dadurch die Lebensbedingungen für die pathogenen Keime und Pilze entscheidend verbessern.

Aus diesem Grund ist es besonders wichtig, das natürliche Gleichgewicht der Bakterien im Darm wiederherzustellen, indem man auf Probiotika und Milchsäurebakterien verschiedener Art zurückgreift.

Vita Biosa hilft bei der Genesung durch folgende Eigenschaften:

✔ Schaffung eines sauren Milieus, das eine feindliche Umgebung für pathogene Keime darstellt und sie am Anhaften an der Schleimhaut und am Vermehren hindert

✔ Aushungern der schädlichen Bakterien und Pilze, da all ihre Nährstoffe durch nützliche Bakterien verbraucht werden.

✔ Antiinflammatorische Wirkung durch Säuren und die enthaltenen Kräuter.

★ *Morbus Crohn*

Morbus Crohn ist eine chronisch-entzündliche Erkrankung, die durch eine Autoimmunreaktion ausgelöst wird. Eine Autoimmunkrankheit wird durch eine dysfunktionale Kommunikation und Überreaktion des Immunsystems hervorgerufen, was in diesem Zusammenhang dazu führt, dass die Darmschleimhaut angegriffen wird.

Häufig tritt diese Erkrankung aufgrund eines „Leaky-Gut-Syndroms“ auf, der das Ergebnis einer falschen Ernährung mit einem hohen Gehalt an leichtverdaulichen Kohlenhydraten sein kann. Dies kann wiederum das übermäßige Wachstum von Candida begünstigen und dadurch die Durchlässigkeit der Darmwand erhöhen.

Morbus Crohn führt zur Entzündung des gesamten Darmtraktes in allen Abschnitten – von der Mundhöhle bis zum After – im Gegensatz zu Colitis ulcerosa, die nur den Dickdarm befällt und in den seltensten Fällen auch im unteren Abschnitt des

Dünndarms zu finden ist. Daher kann es zu Problemen bei der Abgrenzung von Morbus Crohn und Colitis ulcerosa kommen.
Die Entzündung befällt die Darmwand und kann - neben den oberflächlichen Schleimhautzellen - auch die darunter liegende Schichten erreichen, was zu Verwachsungen, eitrigen Abszessen und Fistelbildungen führen kann. Leider sieht man diese Erkrankung immer öfter auch bei Kindern.

Die häufigsten Symptome von Morbus Crohn sind Bauchschmerzen, Gewichtsverlust, Diarrhoe, Blutarmut, Abszessbildung rund um das Rektum, Gelenkschmerzen und Knotenbildung in der Haut. Wie bei vielen Darmerkrankungen kann die aufgenommene Nahrung nicht richtig verstoffwechselt und dem Körper dadurch nicht zur Verfügung gestellt werden. Es scheint eine erbliche Komponente bei Morbus Crohn zu geben und das Risiko daran zu erkranken ist 3,5-10 Mal höher, wenn jemand aus der unmittelbaren Familie daran leidet. Nichtsdestotrotz glaubt man, dass Ernährung, Bakterien etc. einen wesentlich größeren Einfluss auf den Krankheitsverlauf haben, als erbliche Faktoren.

Vita Biosa hilft bei der Genesung durch folgende Eigenschaften:

✔ Schaffung eines sauren Milieus, das eine feindliche Umgebung für pathogene Keime darstellt und sie am Anhaften an der Schleimhaut und am Vermehren hindert

✔ Aushungern der schädlichen Bakterien und Pilze, da all ihre Nährstoffe durch nützliche Bakterien verbraucht werden

✔ Antiinflammatorische Wirkung durch Säuren und die darin enthaltenen Kräuter.

★ *Multiple Sklerose*

Entzündliche Prozesse im Darm werden als eine der Ursachen für Multiple Sklerose diskutiert. Verschiedene unabhängige Studien der schwedischen Lund Universität in Malmö, der Mayo-Klinik oder des Max-Planck-Institut konnten feststellen, dass viele Betroffene am Leaky-Gut-Syndrom litten, das die Entstehung von Autoimmunerkrankungen fördert.

Dieses Syndrom tritt auch regelmäßig in Verbindung mit chronisch-entzündlichen Darmerkrankungen wie Morbus Crohn auf. Man geht in den Studien davon aus, dass das Leaky-Gut-Syndrom auch mit der Entstehung der Multiplen Sklerose zusammenhängen kann. Die Bakterienlandschaft von MS-Betroffenen unterscheidet sich deutlich von der gesunder Menschen.

Dies könnte ein weiterer Hinweis auf einen Zusammenhang zwischen MS und der Darmflora sein. Wie genau Darmbakterien die Gesundheit des Gehirns beeinflussen, wird zur Zeit durch das Fachgebiet der Neurologie mit modernsten Verfahren untersucht. Einige interessante Wechselwirkungen zwischen der menschlichen Darmflora und neurologischen Erkrankungen wie der Multiplen Sklerose (MS), der Parkinson-Krankheit oder dem Schlaganfall wurden bereits von Wissenschaftler entdeckt. Daher sollte der Aufbau einer gesunden und stabilen Darmflora bereits jetzt in die MS-Therapie integriert werden.

★ *Diabetes*

Diabetes ist eine Erkrankung, bei der erhöhte Blutzuckerwerte festgestellt werden. Es wird in zwei Arten eingeteilt: Typ-1-Diabetes, auch juveniler Diabetes genannt, tritt meistens bei Kindern auf, und Typ-2-Diabetes (Altersdiabetes).

Darüber hinaus sind noch weitere Arten bekannt: zum einen der Gestationsdiabetes, der während einer Schwangerschaft auftritt und in der Regel nach der Geburt verschwindet, zum anderen der sekundäre Diabetes, der häufig in Folge einer anderen Erkrankung, wie Pankreatitis (Bauchspeicheldrüsenentzündung), oder in Folge einer medikamentösen Behandlung, wie zum Beispiel nach Kortikosteroiden, auftritt.

Diabetes Typ II kommt in der Regel bei Menschen vor, die Diabetes bereits in der Familie haben, die während der Schwangerschaft an Gestationsdiabetes erkrankt waren, die übergewichtig sind und an Bluthochdruck, Artheriosklerose und/oder hohen Cholesterinwerten im Blut leiden. Etwa 80-90 Prozent der zirka 240.000 Diabetiker in Dänemark haben Typ-2-Diabetes und die Zahl steigt immer weiter an. Diabetes gilt als eine Zivilisationskrankheit, die stark mit Übergewicht und Bewegungsmangel assoziiert wird.

Beide Arten, Typ I und Typ II, sind erblich bedingt und etwa 10 Prozent der Typ-1-Diabetiker und 40 Prozent der Typ-2-Diabetiker haben Diabetes in der Familie.

Die Krankheit wird durch eine unzureichende Insulinproduktion ausgelöst, die den Bedarf des Körpers nicht decken kann, entweder aufgrund einer geringeren Insulinproduktion oder aufgrund eines übermäßigen Insulinbedarfs, der nicht über die körpereigene Insulinproduktion gedeckt werden kann.

Die Symptome von Diabetes können in Typ I und II beobachtet werden und umfassen Durst, häufiges Wasserlassen, Müdigkeit, Gewichtsverlust und Infektionen der Haut und der Schleimhäute.

Vita Biosa hilft bei der Genesung durch folgende Eigenschaften:

✔ Unterstützung des Insulins beim Abbau des Zuckers

✔ Schaffung eines vorteilhaften Gleichgewichts der Darmflora.

★ *Diarrhoe*

Diarrhoe (Durchfall) ist nicht so sehr eine Krankheit, als vielmehr ein Symptom. Im Fall von Durchfall kann der Darm die Flüssigkeit aus dem Stuhl nicht resorbieren, entweder weil er am Resorptionsvorgang gehindert wird oder weil die Darmpassage zeitlich verkürzt ist. Normalerweise wird im Dickdarm die überschüssige Flüssigkeit aus dem Stuhl entfernt, wobei der Dickdarm dabei als Reservoir des Körpers dient, wenn der flüssige Verdauungsbrei den Darm passiert.

Die üblichen Symptome bei Durchfall sind häufiger und dünnflüssiger Stuhlgang, Verlust des Appetits, Übelkeit, Erbrechen, Bauchschmerzen und Fieber. Doch in seltenen Fällen kann auch blutiger Durchfall, Durchfall mit Eiterbeimengungen, hohes Fieber, Unfähigkeit zur Flüssigkeitsaufnahme, Dehydrierung, schwere Benommenheit und akuter Durchfall bei Säuglingen oder älteren Menschen auftreten.

Häufig wird Diarrhoe durch eine Infektion des Magen-Darm-Traktes ausgelöst, typischerweise als Resultat einer Ansteckung mit Bakterien oder Viren, die durch andere infizierte Menschen übertragen werden, wie zum Beispiel im Fall von Norovieren und einer Lebensmittelvergiftung (durch Salmonellen, Campylobacter und Yersinia). Es können jedoch auch zahlreiche andere Gründe vorliegen, die den Durchfall verursachen. Dies könnten zum Beispiel Nahrungmittelunverträglichkeiten, Zöliakie und Laktoseintoleranz sein. Die häufigste Ursache von Lebensmittelvergiftungen ist, dass sich die pathogenen Bakterien in den Lebensmitteln stark vermehren und dadurch zahlreiche Toxine produzieren. Beim Erwärmen tötet man zwar die Bakterien ab, aber die Toxine bleiben erhalten und können den Magen-Darm-Trakt stark irritieren. Toxine wirken schnell, können aber auch zügig durch Erbrechen oder Durchfall ausgeschieden werden.

Einem großen Teil der Weltbevölkerung fehlt das Enzym Laktase, das Laktose spaltet und damit den Körper in die Lage versetzt, die Nährstoffe daraus aufzunehmen und zu verwerten. Fehlt das Enzym ganz oder ist es nur in geringen Mengen vorhanden, dann können schon kleinste Mengen Laktose Diarrhoe auslösen.

Andere Ursachen können allergische Reaktionen auf andere Substanzen in der täglichen Nahrung sein, wie zum Beispiel Gluten, das unter anderem in Weizenmehl zu finden ist. Eines der häufigsten Symptome für Nahrungsmittelunverträglichkeiten ist die chronische Diarrhoe.

Wenn Sie vermuten, dass Sie an einer Nahrungsunverträglichkeit leiden, wäre es von Vorteil, die unter Verdacht stehenden Produkte eine Zeit lang zu meiden, um zu sehen, ob eine Besserung eintritt. Diarrhoe kann auch durch ein bakterielles Ungleichgewicht im Magen-Darm-Trakt entstehen. Wenn die pathogenen Keime oder Pilze, wie Candida, überwiegen, können sie den Darm daran hindern, Nahrung gründlich zu verarbeiten.

In diesem Fall wäre es günstig, zunächst einmal ein gesundes Gleichgewicht im Bauch durch den Verzicht auf zu viel Zucker, Hefe, weißes Mehl, Kuchen etc. aufzubauen. Eine gute Ergänzung zur Nahrungsaufnahme sind Probiotika.

Vita Biosa hilft bei der Genesung durch folgende Eigenschaften:

✔ Schaffung eines sauren Milieus, das die Bakterien daran hindert, sich an die Darmwand zu heften und sich zu vermehren

✔ Unterstützung der Produktion von Laktase

✔ Unterstützung der Aufspaltung von Nährstoffen

✔ Herstellung eines positiven Gleichgewichts in der Mikroflora.

Bei der Verwendung von Vita Biosa tauchen im Alltag viele unterschiedliche Fragen auf. Viele davon haben wir zusammengetragen und möchten hier die Antworten auf die am häufigsten gestellten Fragen im Umgang mit Vita Biosa anbieten.

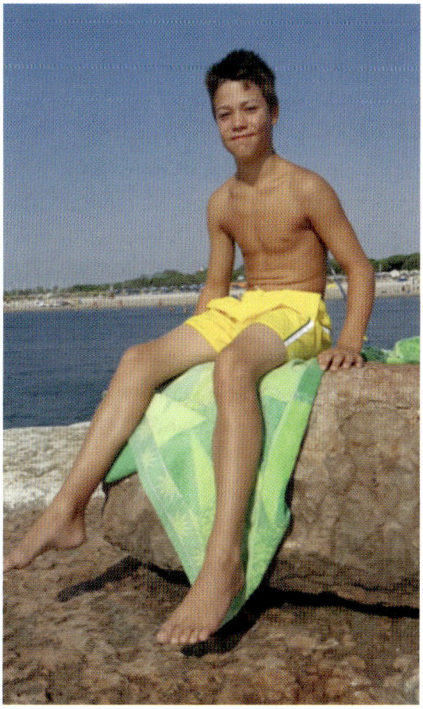

Tobias, 12 Jahre - Er bekam schon als Baby Vita Biosa und nimmt noch heute täglich einen großen Schluck zum Frühstück. Obwohl nicht geimpft - keine größeren Krankheiten - pumperlgesund!

✗ *Wie vertragen sich Medikamente mit Vita Biosa?*

Es gibt in dieser Hinsicht keine Gegenanzeigen. Viele Ärzte, Heilpraktiker und Patienten haben aber bemerkt, dass die Dosierung ihrer Medikamente immer weiter reduziert wurde, wenn Vita Biosa begleitend eingenommen wurde.

✗ *Wie vertragen sich Nahrungsergänzungsprodukte und pflanzliche Präparate (Phytotherapie) mit Vita Biosa?*

Es sind keine Gegenanzeigen dafür bekannt. Im Gegenteil: Die Wirkung von Vitaminen und Mineralien, ebenso wie die von rein pflanzlichen Heilmitteln wird durch die Einnahme von Vita Biosa verstärkt!

✗ *Kann Vita Biosa schaden? Was therapeutisch wirksam ist, birgt doch auch die Gefahr von Nebenwirkungen.*

Vita Biosa ist kein Medikament, sondern gehört zu den Lebensmitteln. Seine Wirkung beruht nicht auf einer pharmazeutischen Entwicklung des Menschen, sondern ist ein ganz natürlicher und ganzheitlicher Mechanismus.

So wie auch gute Ernährung uns gesund macht und gesund erhält, so tut es auch Vita Biosa. Zusätzlich liefert uns Vita Biosa das, was in unserer heutigen Ernährung fehlt: wichtige und gesunde Mikroorganismen. Daher kann auch bei Vita Biosa, ähnlich wie bei homöopathischen Mitteln, eine Erstverschlimmerung auftreten.

✗ *Hat die Art der Ernährung einen Einfluss auf die Wirkung von Vita Biosa?*

Eine gesunde, ausgewogene und natürliche Ernährung ist für jeden Menschen die Basis für seine Gesundheit. Man sollte sich nicht darauf verlassen, dass durch die Einnahme von Vita Biosa grenzenlos „gesündigt" werden darf. Sie können aber die Wirkung von Vita Biosa enorm unterstützen, indem sie einige einfache Regeln befolgen:

Qualität vor Quantität – Qualität bedeutet frische, unbehandelte Lebensmittel. Also täglich frisches Obst und Gemüse aus biologischem Anbau, kaltgepresste Öle, Vollkornprodukte und wenig Fleisch. Beim Verzehr von Obst achten sie unbedingt darauf, dass es auf leeren Magen gegessen wird, anstatt es mit anderen Nahrungsmitteln zu kombinieren. Es sollte auch nicht als Nachtisch gegessen werden, denn dadurch erspart man sich unliebsame Verdauungsbeschwerden!

Die Erklärung ist ganz einfach:
Wird Obst zusammen oder im Anschluss an andere Nahrungsmittel verzehrt, kommt es im Darm zu einer unausweichlichen Kollision. Der Schweinebraten mit Knödel schiebt sich langsam im Schneckentempo dahin, während das Obst

im Galopp schnell ans Ziel kommen will und nun auf den Braten aufläuft. Jetzt vermengen sich die verflüssigten Fruchtsäfte mit der Schweinebratenmasse und dieser fruchtige Morast wird langsam aber sicher schlecht und beginnt zu gären. Die Folgen kennen wir zur Genüge!

★ ***Ein weiterer wichtiger Tipp: Trinken Sie mindestens zwei, besser drei Liter gutes Quellwasser am Tag (bei Nierenleiden fragen sie ihren Arzt).***

Wasser ist unentbehrlich für die Verdauung, zur Entgiftung der Zellen, sowie für eine Vielzahl von Reinigungsprozessen.

✗ *Wie und wo kann man Vita Biosa nachbestellen, wenn es einmal ausgegangen ist?*

Gern können Sie sich mit Ihrer Anfrage auch an den Verlag wenden.

✗ *Was macht man mit Vita Biosa, das länger als zwei Monate geöffnet war?*

Nach zwei Monaten sollte Vita Biosa nicht mehr als Lebensmittel verwendet werden. Es eignet sich aber noch hervorragend als Pflanzendünger für Ihre Blumen oder für den Garten. Da kann es auch verdünnt werden: nehmen Sie dazu etwa zehn Liter Wasser und vermischen Sie es mit dem Rest der Flasche.

✗ *Kann gechlortes Wasser zum Einnehmen mit Vita Biosa verwendet werden?*

Gechlortes Wasser ist weder zum trinken noch zum einnehmen mit Vita Biosa ratsam. Mein Favorit ist Osmose-Wasser, da es absolut rein und sauber ist – ohne Mineralien und ohne Unweltgifte. Im Zusammenspiel mit Vita Biosa ist es optimal, denn das reine Wasser kann alle „Informationen" von Vita Biosa aufnehmen und im Körper überall dahin transportieren wo es gebraucht wird.

✗ *Eignet sich Flaschenwasser aus dem Supermarkt?*

Bei Wasser aus dem Supermarkt ist unbedingt darauf zu achten dass es sich um ein mineralarmes Wasser ohne Kohlensäure handelt. Leider kann man nicht wissen, wie das Wasser vom Hersteller behandelt wurde, um es zu reinigen. Ein Quellwasser hingegen kommt ohne menschliche Hilfe aus dem Boden und ist auf natürliche Weise frei von schädlichen Bakterien – daher muss es auch nicht chemisch gereinigt werden.

✗ *Eignet sich Wasser aus Umkehrosmose?*

Bei der Umkehrosmose wird Leitungswasser durch eine Membran gedrückt, die so fein ist, dass nur Wassermoleküle durch die Poren passen. Alle anderen Inhaltsstoffe, unter anderem Kalk, Nitrat, Asbest, Blei, Chlor, Quecksilber, Bakterien, Vieren, Pilze, Hormone, Pestizide, werden ausgefiltert und in den Abfluss gespült.

✗ *Wie lange sollte man Vita Biosa einnehmen?*

Die Einnahmedauer von Vita Biosa sollte jeder für sich selbst bestimmen. Nach einer Kur von ca. 3 Monaten sollte jeder eine Besserung oder zumindest eine Erleichterung verspürt haben. Dann kann man die Einnahmemenge reduzieren. Allerdings kann man seinem Körper nicht schaden, wenn man die gleiche Einnahmemenge weiter einnimmt.

✗ *In welcher Menge sollte Vita Biosa eingenommen werden?*

Die Erfahrungswerte mit über 10000 Anwendern von Vita Biosa sprechen eindeutig für 30-50 ml pro Tag. Auch sollte es auf zwei bis drei mal am Tag verteilt und mit reichlich Wasser (ca. ¼ Ltr.) eingenommen werden. Wenn man eine akute Krankheit ausbrütet oder sich sehr schlecht fühlt kann man die Dosis auf bis zu 100 ml pro Tag erhöhen.

✗ *Gibt es Erfolge bei Krebs?*

Vita Biosa ist unschlagbar bei der Vorbeugung von Krebserkrankungen – es ist aber kein Wundermittel und kann Krebs nicht heilen. Vielmehr mildert es die Nebenwirkungen der Chemo- und Bestrahlungstherapie. Vor allem bei Krebspatienten im letzten Stadium ist die Menge des aktivierten Sauerstoffs (freie Sauerstoffradikale) sehr hoch. Deshalb ist es ratsam, den Körper zusätzlich mit hochdosiertem Vitamin C, E und Beta-Karotin zu versorgen, um dem enormen Ansturm der Freien Radikale entgegenzuwirken.

✗ *Können Diabetiker Vita Biosa einnehmen?*

Für Diabetiker besteht keine Gefahr, da Vita Biosa im fertigen Zustand keinen Zucker mehr enthält. Der Nährstoffgehalt je 100 ml ist wie folgt: Brennwert 25 KJ / 5 kcal., Eiweiss 0 g, Kohlenhydrate max. 1,5 g, Fett 0 g, Broteinheiten: BE / 100 ml = 0,12.

✗ *Kann man Vita Biosa auch unverdünnt einnehmen?*

Bei Besuch von lieben Gästen gibt es bei uns Vita Biosa auch des öfteren pur. Auch Langzeitanwender, die sich an den frischen sauren Geschmack von Vita Biosa gewöhnt haben, können es ohne weiteres pur trinken, als Aperitiv oder einfach so zwischendurch.

✗ *Kann man Vita Biosa beim Fasten einnehmen?*

Beim Fasten ist Wasser die wichtigste Komponente. Mit Vita Biosa angereichert ist es eine Wohltat für den Darm, der jetzt eine besonders intensive Reinigung erfährt, die er dringend braucht. Wer regelmäßig die Reinigung des Darms mittels Einlauf durchführt, kann auch hier eine Mischung aus Vita Biosa und Wasser verwenden. Diese Methode halte ich aus persönlicher Erfahrung für sehr empfehlenswert.

✗ *Kann man Vita Biosa auch Tieren geben?*

Bei kleinen Haustieren wie Hunde, Katzen oder auch Hamster kann man Vita Biosa jederzeit auch ins Fressen mischen. Bei Langzeitbehandlungen ist aber das speziell für Tiere hergestellte Aminal-Biosa empfehlenswert.

✗ *Wie kommt es, dass mit Vita Biosa gegossene Pflanzen besser wachsen?*

Wie beim Menschen, so brauchen auch unsere Pflanzen Nährstoffe und Mikroorganismen. Wie bereits weiter oben beschrieben, kann man altes Vita Biosa zum Blumengießen verwenden, speziell für großflächige Behandlungen gibt es aber auch Terra-Biosa.

✗ *Warum hat Vita Biosa eine so großartige Antioxidationswirkung?*

Antioxidantien schützen unsere Zellen vor aggressiven Sauerstoffverbindungen (freie Radikale), die den sogenannten oxidativen Stress verursachen. Diesen Sauerstoffverbindungen fehlt aufgrund von bestimmten Prozessen im Körper (normaler Zellstoffwechsel, Lichteinwirkung, Umweltgifte, Alterungsprozesse) ein Elektron, weshalb sie auf aggressive Weise versuchen, anderen Verbindungen Elektrone zu „stehlen“. Die Antioxidantien sind in der Lage, sie zu neutralisieren.

Nur wenn wir reichlich frisches vitaminreiches Obst und Gemüse essen, das uns ausreichend mit Antioxidantien versorgt, kann diese Schutzwirkung aufrechterhalten werden. Auch die Mikroorganismen in Vita Biosa produzieren unter anderem Antioxidantien und sorgen damit für eine konstante Zufuhr.

★ Kontrollierte Qualität!

Vita Biosa wird mit der Genehmigung des dänischen Ministeriums für Lebensmittel, Landwirtschaft und Fischerei, gemäß den EU-Richtlinien für Lebensmittel, in Frederiksvaerk in Dänemark, in dem Lebensmittelbetrieb Biosa Danmark ApS mit der Autorisationsnummer 4437 hergestellt.

Als zusätzliche Sicherheitsmaßnahme wird jede Charge vor der Abfüllung von einem akkreditierten Labor kontrolliert. Anhand der Chargen-Nummer (s. Mindesthaltbarkeit) lässt sich so jede Abfüllung lückenlos nach verfolgen.

Erfahrungen bei verschiedenen Erkrankungen

Vita Biosa ist kein Medikament, dass sich gegen bestimmte Krankheitssymptome richtet – es ist ein natürliches Getränk, das uns mit dem versorgt, was unser Körper braucht, um sich selbst zu regenerieren und gesund zu erhalten. So betrachtet ist es nicht überraschend, dass es bei Menschen mit den verschiedensten Symptomen und Erkrankungen zu einer Linderung oder gar Heilung bei getragen hat. Lesen Sie auf den folgenden Seiten, welche Erfahrungen andere Menschen mit dem Kräuterfermentgetränk gemacht haben und wie sie – aller anfänglichen Skepsis zum Trotz – ihr Leben mit Hilfe von Vita Biosa verbessern konnten. Die Sammlung der folgenden Berichte wurde von Biosa Danmark gesammelt und uns freundlicherweise zur Verfügung gestellt.

Verdauungsprobleme und Darmerkrankungen

Solveig Moller, 50 Jahre
Solveig litt seit ihrem zweiten Lebensjahr unter Verstopfung. Für sie war es ganz normal dass sie 4 bis 5 Tage keinen Stuhlgang hatte. Sie hat alles Mögliche ausprobiert, auch Abführmittel. Dann begann sie mit der Einnahme von Vita Biosa und nach zwei bis drei Wochen funktionierte ihre Verdauung wieder. Als sie uns den Brief am 3. Februar 2002 schrieb, berichtete sie, dass sie nun täglich Stuhlgang habe. Welch eine große Erleichterung!

Else Karsen, 35 Jahre
Im April 1999 wurde bei Else Morbus Crohn diagnostiziert. Drei Wochen bevor ein Stoma (künstlicher Darmausgang) gelegt werden sollte, begann Else mit der Einnahme von Vita Biosa. Sie wurde nicht operiert. Sie schrieb uns, dass es ihr nun endlich wieder gutgehe.

Ingrid Merten
Sie hatte 1971 eine schlimmen Autounfall mit inneren Verletzungen. Dünndarm und Dickdarm wurden bei einer Notoperation verkürzt. Doch nach vielen Jahren Unbehagen normalisierte sich ihre Verdauung. Dann wurde im Jahr 1997 Dickdarmkrebs diagnostiziert. Sie wurde operiert und bekam einen künstlichen Darmausgang (Stoma). Fortan litt sie ständig an sehr starkem Durchfall. Erneut begann sie mit Experimenten, um die Verdauung in den Griff zu bekommen. Nachdem sie Vita Biosa eingenommen hatte, fühlte sich Ingrid viel besser. Nach kurzer Zeit war ihr Stuhlgang wieder regelmäßig und so wie es für einen Patienten mit künstlichem Darmausgang normal ist.

Monika Bednarsky
Ein Bericht von Journalistin Frau Pasche, veröffentlicht im deutschen Magazin „BioLine" im Juni 2003.

Sehr geehrter Herr Dirwimmer,
hiermit möchte ich mich herzlich bedanken dass ich „Vita Biosa" kennen und anwenden durfte. Seit Januar 1999 habe ich 25 Krankenhausaufenthalte und einige Operationen hinter mir. Beginn war ein Schlaganfall am 4. Januar 1999. Ich habe unter anderem viele Allergien – von Nahrungsmitteln bis hin zu Medikamenten und dazu noch Heuschnupfen, Fibromyalgie, Beckenschiefstand, Urostoma, Darminkontinenz, Vergiftung durch

Quecksilber, Holzschutzmittel, Asbest, und andere, ich habe Narkosenrückstände sowie unklare Lähmungen mit Verdacht auf MS. Nach jedem Krankenhausaufenthalt komme ich schwächer und schwächer zurück, ich bin oft auf den Rollstuhl angewiesen, den ich selbst nicht fortbewegen kann. Eines meiner größten Probleme war aber mein Stuhlgang, da ich als Schmerzpatient der Stufe 3 sehr viele Schmerzmittel einnehmen muss, was zu Verstopfung führt. Bei meinen letzten Krankenhausaufenthalten litt ich unter Auszehrung , konnte nur einen halben Liter trinken und Essen war fast unmöglich. Die Ärzte konnten selbst mit Infusionen nur eine leichte Stabilisierung erreichen. Als ich schließlich wieder zu Hause war, hatte mir mein Lebenspartner schon einige Flaschen „Vita Biosa" besorgt.

Nach wenigen Tagen merkte ich, dass sich in meinem Körper einiges tat:

ich hatte Durchfälle, die mich sehr schwächten – aber ich trank das Zeug!!!! weiter und siehe da: ich hatte Hunger und Durst und konnte wieder essen und trinken, stand sogar in der Nacht auf und holte mir etwas zu essen. Es war ein Wunder – meine Haut bekam endlich wieder Farbe, vor der man nicht entsetzt war. Ich nehme weiterhin dreimal täglich 50ml ein, den scheußlichen Geschmack spüre ich schon gar nicht mehr, und wenn doch, trinke ich einen Saft nach.

Da ich einen starken Pilzbefall wechselnd zwischen 15 verschiedenen Arten habe, den ich unter der Urostoma mit kollodialem Silberspray erfolgreich behandle, werde ich die Hoffnung nicht aufgeben, auch mit diesem dank „Vita Biosa" fertigzuwerden! Ich danke Ihnen für dieses Mittel aus der Natur und wünsche, dass noch vielen Verzweifelten genauso wie mir geholfen werden kann. Viel Erfolg wünscht Ihnen eine unglaublich dankbare PatientIn, die auch gerne Fragen von Kranken oder Ärzten usw. zu beantworten bereit ist.
Ihre Monika Bednarsky

Pankreatitis (Entzündung der Bauchspeicheldrüse)

Erik Weigel, 49 Jahre
Ende Januar 2002 bekam Erik starke Schmerzen in der Magengegend. Er bekam Schmerzmittel und ein Medikament gegen Magengeschwüre (Nexium). Die Schmerzen hörten jedoch nicht auf und sein Arzt stellte anhand eines Bluttestes fest, dass Erik an einer Bauchspeicheldrüsenentzündung litt; er verschrieb ihm noch einmal Schmerzmittel, diesmal Pethidin. Nach 10 Tagen verschwanden die Schmerzen, aber einen Monat später waren sie wieder da. Im „Svendborg Hospital" stellte der Arzt im Ultraschall fest, dass sein Magen und sein Zwölffingerdarm in Ordnung waren, außer dass da einige Cholesterin-Polypen in seiner Gallenblase waren. Diese konnten aber keine Pankreatitis oder Gallenstein-Probleme hervorrufen (Gallenwegserkrankungen sind eine häufige Ursache für Bauchspeicheldrüsenentzündungen). Während der nächsten Monate kamen und gingen die Schmerzen wegen aufgrund der wiederkehrenden Bauchspeicheldrüsenentzündung. Im Mai wurde bei einer Untersuchung nichts Unnormales festgestellt. Der Arzt meinte, dass eine operative Entfernung der Gallenblase in Erwägung gezogen werden sollte. Aber die neuen Bluttests zeigten, dass die Fett- und Cholesterinwerte normal waren.
Am 22. Mai begann Erik mit der Einnahme von Vita Biosa. An den ersten 5 Tagen nahm er ungefähr 50 Milliliter dreimal täglich. Von

da an 20 bis 30 Milliliter dreimal täglich. Während dieser Zeit hatte er keine Schmerzen, dagegen mehr Energie und ein allgemeines Wohlbefinden. Zuvor hatte er sich – selbst in den Zeiten, in denen er keine Bauchspeicheldrüsenschmerzen hatte – nie so gefühlt. Die neuesten Bluttests waren normal. Als er es auf nur einmal am Tag 20 Milliliter reduzieren wollte (denn Vita Biosa ging ihm aus!), verspürte er eine vermehrte Müdigkeit und Unbehagen (wohlgemerkt keine Schmerzen) von seiner Bauchspeicheldrüse her. Er möchte jetzt regelmäßig dreimal täglich 30 Milliliter über einen längeren Zeitraum einnehmen, bevor er letztendlich ausprobiert, ob er es weglassen kann. Erik meint, dass die Ursache für die Entzündung der Bauchspeicheldrüse in dem Stress der vorangegangenen Jahren liege (sowohl beruflich als auch privat), was aller Wahrscheinlichkeit nach sein Immunsystem zusammenbrechen ließ. Normalerweise ist er nämlich überhaupt kein nervöser Typ.

Gicht (Arthritis)

Torben Christiansen, 47 Jahre

Torben bekam Gicht im Alter von 30 Jahren. Alle Gelenke waren betroffen – er brauchte einen Rollstuhl und Krücken. Er hatte große Schmerzen und war unbeschreiblich müde, sowohl physisch als auch psychisch. Die Ärzte versuchten mit zahlreichen Medikamenten zu helfen, auch mit Methotrexaten. Im Mai 2001 begann Torben mit der Einnahme von Vita Biosa. Am 30. Januar 2002 schrieb er in einem Brief, dass er aufgehört habe Medikamente einzunehmen, sowohl diejenigen gegen Gicht als auch die Schmerzmittel. Er kann ohne Krücken gehen, spürt wieder mehr Kraft und hat auch wieder begonnen zu reiten. Die Müdigkeit ist zurückgegangen. Die Lebensqualität hat sich wesentlich verbessert. Er hat vier Schwestern die jetzt auch Vita Biosa einnehmen. Auch ihnen geht es viel besser und sie sind dabei ihre Medikamente zu reduzieren.

Ruth Munk

25 Jahre lang hatte Ruth Gicht in allen Gelenken. Sie nahm Medikamente gegen Gicht, gegen Schmerzen und für den Magen. Anfang März 2000 begann sie schließlich mit der Einnahme von Vita Biosa. Schon drei Wochen später nahm sie keine Schmerz- und keine Magenmedikamente mehr. Die Behandlung mit Vita Biosa setzte sie fort und konnte nach und nach die Einnahme der Gichtmedikamente verringern.

Margarita Jensen, 41 Jahre

Margarita kommt aus Peru und lebt seit 14 Jahren in Dänemark. Sie bekam Gicht mit 28 Jahren, nach der Geburt ihres ersten Kindes. Mit starken Schmerzen und ohne Kraft etwas zu tragen oder zu gehen wurde sie von ärztlicher Seite mit den verschiedensten Gichtmedikamenten, Schmerzmittel und Kortison behandelt. Nichts wirkte, im Gegenteil - andere Teile des Körpers wurden angegriffen. Ihre Gelenke an Händen und Füßen sind heute geschädigt. Im August 2001 begann sie mit der täglichen Einnahme von Vita Biosa. Ein halbes Jahr später waren die Schmerzen gelindert, Schmerzmittel nimmt sie mittlerweile nur noch ab und zu. Ihre Verdauung ist viel besser geworden, und sie kann jetzt viel mehr tun als vorher. Sie kann nun auch wieder gehen und länger wach bleiben als vorher.

Helle Christiansen, 42 Jahre

Im Februar 2001 bekam Helle die Diagnose Gicht. Die Behandlung begann mit Chloroqinphosphat (Malaria-Medizin) und ging weiter mit Methotrexaten (Chemotherapeutika).

Sie nimmt außerdem einmal täglich Vioxx (Arthritis-Mittel). Sie nahm Vita Biosa für 4 Monate ein. Nachdem sie keinen merklichen Unterschied zu vorher feststellen konnte, hat sie die Einnahme gestoppt. Aber dann bekam sie große Schmerzen in ihren Gelenken und konnte ihre Finger nicht mehr biegen. Sie begann wieder mit der Einnahme von Vita Biosa und konnte bald daraufhin feststellen dass es mit ihren Gelenken wieder besser ging. Jetzt, im Februar 2002, nimmt sie kein Chloroqinphosphat mehr und hat die Einnahmemenge von Methotrexat reduziert. Sie nimmt weiterhin dreimal täglich VitaBiosa.

Annemarie Ladegaard
Im Januar 2002 erzählte uns Annemarie, dass sie vor einigen Jahren bei einem Vortrag von Knud Denker-Jensen (Biosa Dänemark) war. Sie hatte seit 5-6 Jahren Gicht. Nachdem die Ärzte ihr gesagt hatten, dass an ihrem Zustand nichts mehr zu machen sei, entschied sie sich, Vita Biosa auszuprobieren nachdem sie den Vortrag von Knud gehört hatte. Schon sehr bald konnte sie eine Verbesserung feststellen. Eine positive Begleiterscheinung war auch, dass ihr Haar fester und dicker wurde.

Allgemeinbefinden

Ulla Christiansen, 49 Jahre
Im Februar 2002 berichtete uns Ulla über ihre Erfahrungen mit Vita Biosa. Sie hat Vita Biosa seit August 2001 eingenommen und ihr Allgemeinbefinden hat sich dadurch verbessert. Ihre Arthritis-Schmerzen sind viel weniger geworden, auch an regnerischen und windigen Tagen. Seitdem sie denken kann musste sie mindestens einmal stündlich Wasser lassen. Jetzt kann sie es ohne Probleme für zwei bis drei Stunden aushalten. Das allgemeine Unwohlsein, das sie ständig gespürt hatte, ist verschwunden. Den Lippenherpes, der normalerweise so alle zwei Monate kam, hat sie ebenfalls während der Zeit in der sie Vita Biosa eingenommen hatte, nicht mehr bekommen.

Nervenentzündungen

Werner Nielsen
Werner hatte Ischiasschmerzen und Entzündungen aller Nervenbahnen des Körpers. Er hatte 17 Jahre in einem Stahlwerk gearbeitet. Früher hat er viele Medikamente eingenommen. Nach der Einnahme von Vita Biosa ist er heute (Jan. 2002) schmerzfrei und nimmt keine Medikamente mehr ein. Sein Bruder litt 70 Jahre lang an Asthma und einer Bronchialentzündung. Heute ist er symptomfrei und nimmt nur noch Vita Biosa.

Krebs

Christina, 21 Jahre
Im Sommer 2001 wurde bei Christina Leukämie der Plasmazellen diagnostiziert. Dies wurde im Rahmen der Untersuchung einer Knieverletzung, die sie sich bei einem Sturz an ihrem Arbeitsplatz zugezogen hatte, entdeckt. Sie bekam fünf Chemotherapie-Behandlungen über einem Zeitraum von drei Monaten. Nach der ersten Behandlung war der Hämoglobinanteil zu niedrig. Sie bekam einen halben Liter Blut. Nach der zweiten Behandlung waren die Blutwerte in Ordnung. Die Harnsäurewerte waren hoch, aber mit einer fallenden Tendenz. Am Tag danach fühlte sie sich sehr schlecht. Chemotherapie Nummer drei: die Blutwerte waren in Ordnung, der Harnsäurewert hingegen immer noch Tendenz fallend. Chemotherapie Nummer vier: die Blutwerte waren erneut in Ordnung, der Harnsäurewert ebenfalls gut. Eine wiederholte Untersuchung der Knochen zeigte, dass 25 Prozent der Krebszellen im-

mer noch da waren. Sie erhielt eine Infusion zum Aufbau der Knochen. Am nächsten Tag war sie in einer sehr schlechten Vefassung und hatte hohes Fieber. Zu diesem Zeitpunkt begann Christina mit der Einnahme von Vita Biosa. Nach drei Wochen fühlte sie sich frisch und gut, hatte keine Schmerzen mehr in den Gelenken. Sie bekam ihre fünfte Chemotherapie: die Blutwerte waren gut. Dieses Mal wurde sie auch nicht krank und fühlte sich richtig gut.

Wilfried Müller

Bei Wilfried wurde im August 2000 Leberkrebs diagnostiziert. Er fing an, dreimal täglich Vita Biosa einzunehmen. Seine erste Chemotherapie erhielt er knapp einen Monat später und nahm weiter, in Absprache mit seinem behandelnden Arzt, Vita Biosa ein. Bei der Chemotherapie verspürte er keine Nebenwirkungen und seine Blutwerte waren stabil. Heute, am 28.10.2001 geht es ihm wieder gut. Bei einem seiner Freunde wurde Prostatakrebs diagnostiziert. Er fühlte sich sehr schlecht und hatte keine guten Blutwerte. Daraufhin begann er mit der Einnahme von Vita Biosa. Nach zwei Monaten traten positive Veränderungen ein, nach einem halben Jahr der Einnahme fühlte er sich großartig. Er konnte endlich wieder am normalen Leben teilnehmen und auch wieder längere Fahrradtouren unternehmen.

Soren Peter Holstrup, geb. 1924

Während einer Untersuchung im November 2000 wurde festgestellt, dass das prostataspezifische Antigen (PSA) im Blut leicht erhöht war. Das PSA ist mit dem Beginn von Prostatakrebs in Verbindung gebracht worden, kann jedoch auch auf eine gutartig vergrößerte Prostata oder eine Prostataentzündung hindeuten. Ein Dreivierteljahr später, im Mai 2001, hatte sich der Wert bereits auf 24 erhöht, im August auf 84, Anfang September auf 124 und Ende September sogar auf 182 Mikrogramm pro Liter. Dann begann Soren die Vita-Biosa-Trinkkur. Bei seiner nächsten Untersuchung etwa dreieinhalb Wochen später war der PSA-Wert auf 39 und einen Monat später schon auf 13 gesunken. Sein Arzt bestätigte, dass sich der Allgemeinzustand von Soren wesentlich verbessert hatte und er besser Wasserlassen konnte. Die Behandlung mit „Suprefact" wurde eingstellt. Zu diesem Zeitpunkt wurde keine Hormonbehandlung vorgenommen. Da Soren problemlos Wasser lassen konnte, mussten auch keine weiteren TUR P Behandlungen durchgeführt werden. Mit der Einnahme von Vita Biosa fuhr er fort und sein PSA-Wert sank weiter, bis er im März 2002 schließlich unter die kritische Schwelle von 4,0 Mikrogramm pro Liter sank.

Dekubitus („Wundliegen")

Paul

Im März 2002 wurden bei Paul zwei offene Stellen festgestellt worden. Knapp drei Wochen später entschied man sich eine der Stellen mit Biosa zu behandeln, während die andere weiter konventionell versorgt wurde. Bereits nach drei Tagen wurde eine deutliche Verbesserung der Wunde sichtbar und am 30. April – knapp zwei Wochen nach Behandlungsbeginn – war die Wunde verheilt. Ende April setzte man die Behandlung mit Vita Biosa bei der anderen Wunde fort.

Die Bilder, die den gesamten Verlauf dokumentierten, zeigten einen erheblichen Unterschied im Heilungsprozess und eine deutlich kürzere Behandlungsdauer, wenn Vita Biosa eingesetzt wurde. Die Milchsäurebakterien in Vita Biosa haben aufgrund ihrer starken antioxidativen Wirkung einen keimtötenden Effekt.

Im Rahmen der Untersuchung der Wirkung von Vita Biosa am Hisa-Forschungsinstitut haben wir eine Vielzahl von Erfahrungsberichten erhalten. Nach gründlicher Überprüfung möchten wir einige an dieser Stelle – selbstverständlich in anonymisierter Form - veröffentlichen. Es handelt sich nur um einen kleinen Teil der Berichte, die wir ausgesucht haben, weil sich viele Erzählungen ähneln.

Eines haben jedoch alle Berichte gemeinsam: ***sie erzählen alle von einer spürbaren Verbesserung des Allgemeinbefindens.***

Wirkung auf das Allgemeinbefinden

✗ ***Ich fühle mich mit Vita Biosa bedeutend wohler und fitter, besser und kraftvoller.***

✗ ***Wir spüren die vielen kleinen Wehwehchen fast nicht mehr.***

✗ ***Wir haben ein besseres Allgemeinbefinden, mehr Kraft und Energie.***

✗ ***Ich bin weniger müde und kann sehr lange aufbleiben.***

✗ ***Ich kann mich besser konzentrieren.***

✗ ***Ich habe wieder einen regelmäßigen Stuhlgang.***

Bei etwa fünf Prozent der Teilnehmer trat nach zwei bis zehn Tagen eine homöopathische Erstverschlechterung auf, die etwa drei Tage anhielt. Eine Besserung des Gesundheitszustandes war in der Regel nach ein bis fünfzehn Tagen zu spüren. Fast alle haben Vita Biosa an Verwandte, Bekannte, Freunde oder Arbeitskollegen weiterempfohlen und auch von ihnen positive Rückmeldungen erhalten.

H. G. aus H. [#101, Juli 2004]

✗ litt an chronischer Müdigkeit.

- Genießt mit Vita Biosa eine körperliche und geistige Frische.
- Der Hausarzt hat die bisherige Medikamentendosis reduziert.

S. B. aus P. [#106, August 2004]

✗ war ständig müde und ohne Energie.

- Spürte nach zwei Wochen die Wirkung von Vita Biosa, ist inzwischen wieder zu hundert Prozent leistungsfähig.

Allergien

M. R. aus R. [#143, Juli 2004]

✗ hatte vor allem diverse Allergien mit verschiedenen negativen Auswirkungen.

- Hat mit Vita Biosa keine Kopfschmerzen mehr, der Kreislauf ist stabil und die Nase meist frei.

G. F. aus W. [#145, Juli 2004]

✗ litt an Allergien und Hautausschlag und wollte ihr Immunsystem stärken.

- Hat mit Vita Biosa eine bessere Haut, kann besser schlafen und fühlt sich insgesamt fitter.

Arthrose

C. N. aus A. [#171, August 2004]

✗ leidet an schwerer Arthrose der Hüfte, Knie und Bandscheiben.

• Hat mit Vita Biosa weniger Knochenschmerzen, isst aber auch Braunhirse.

Nebenhodenentzündung

T. G. aus B. [#403, August 2004]

✗ hatte eine Nebenhodenentzündung.
• Die Nebenhodenentzündung ist nicht mehr vorhanden.
• Eine Besserung des Gesundheitszustandes trat nach dem fünften Tag ein.

Magen-Darm-Trakt/Verdauung

C. K. aus A. [#501, Juli 2004]

✗ hatte Magenbeschwerden, Kopfschmerzen und fühlte sich nicht wohl.

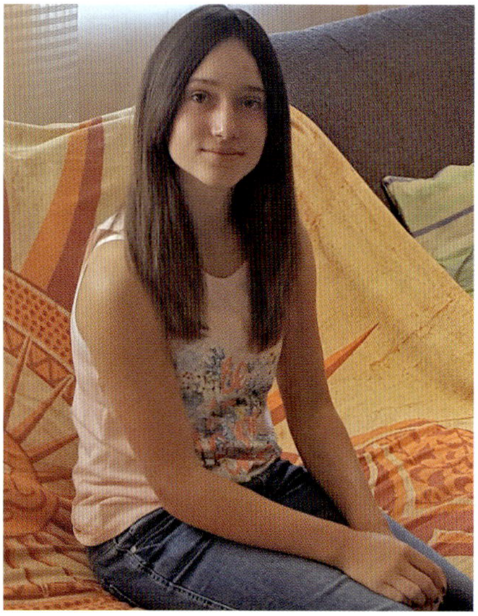

Theresa, 14 Jahre - Hatte als Baby große Probleme mit dem Darm und war öfters krank. Nach Einnahme von Vita Biosa verbesserte sich Ihr Zustand in kürzester Zeit und ist seitdem zu einem gesunden Teenager herangewachsen.

• Hat mit Vita Biosa keine Magenbeschwerden (Sodbrennen) mehr, die Kopfschmerzen sind besser geworden.

F. B. aus M. [#504, Juli 2004]

✗ wusste nicht, was sie/er vor lauter Übersäuerung und Essensunverträglichkeiten essen soll.
• Fühlt sich mit Vita Biosa fantastisch. Dem Magen ging es von Anfang an besser. F. B. hat in der ersten Woche vier Kilogramm abgenommen. Die Fettwaage zeigt bereits Idealwerte (21 Prozent Körperfettanteil) an.

E. H. aus G. [#505, Juli 2004]

✗ und ihre Kinder hatten Darmprobleme durch die Einnahme von Antibiotika.
• Ihr Hausarzt freut sich über den Gesundheitszustand dank Vita Biosa.

R. E. aus T. [#506, Juli 2004]

✗ hatte große Verdauungsprobleme und damit verbunden eine sehr unreine Haut.
• Die Verdauung regulierte sich und eine deutliche Verbesserung der Haut trat nach etwa 60 Tagen ein.
• Die seit Jahrzehnten schlechte Blutsenkung ihrer Mutter hat sich durch Biosa ebenfalls verbessert.

M. S. aus O. [#511, Juli 2004]

✗ wollte ihr Immunsystem stärken, die Verdauung regulieren und etwas zur Blutreinigung tun.
• Hat mit Vita Biosa keine Blähungen mehr. Die Verdauung regulierte sich und die Müdigkeit und Abgeschlagenheit waren sehr schnell weg.
• Eine Besserung des Gesundheitszustandes trat nach dem zweiten Tag ein.
• M. S. hat auch einem Reitpony (starke Allergikerin) zweimal täglich 75 Milliliter ins

Futter gemischt. Nach ein paar Tagen stellte sich eine Besserung ein. Die Reizung der Schleimhäute im Maul hat sich ebenfalls verbessert.

T. R. aus U. [#514, Juli 2004]

✗ litt seit fünf Jahren an massiven Blähungen, Darmpilzen, einem aufgetriebenen Bauch und war ständig müde. Keiner konnte helfen. Viele Ärzte haben lediglich starke Medikamente verschrieben, die jedoch nicht halfen. Die Verzweiflung war groß.

• Hat mit Vita Biosa fast keine Blähungen mehr und ein viel besseres Allgemeinbefinden, ist jetzt insgesamt sehr zufrieden.

• Eine Besserung des Gesundheitszustandes trat nach dem zwanzigsten Tag ein.

J. F. aus M. [#515, August 2004]

✗ wegen einer Chemotherapie war die Magen- und Darmflora nicht in Ordnung.

• Nach acht Tagen trat bereits eine wesentliche Besserung ein.

• Nach einer Flasche Vita Biosa ist seine Magen- und Darmflora wieder in Ordnung.

H. D. aus W. [#517, August 2004]

✗ hatte Verdauungsbeschwerden und schlechte Blutwerte.

• Hat mit Vita Biosa gute Blutwerte und keine Probleme mit der Verdauung.

• Eine Besserung des Gesundheitszustandes trat nach dem zwanzigsten Tag ein.

G. D. aus I. [#524, August 2004]

✗ hatte immer wieder Bauchschmerzen, Verdauungsbeschwerden, litt an Müdigkeit und Abgespanntheit.

• Kann sich mit Vita Biosa besser konzentrieren und auch die Darmproblematik hat sich gebessert.

• Eine Besserung des Gesundheitszustandes trat nach dem fünften Tag ein.

B. B. aus B. [#525, August 2004]

✗ hatte Probleme mit dem Darm, Blut und Schleim im Stuhl ohne Befund, Bauchschmerzen und Blähungen.

• Hat nach der Einnahme von Vita Biosa kein Blut mehr im Stuhl, keine Blähungen und die Schmerzen haben sich reduziert.

• Eine Besserung des Gesundheitszustandes trat nach dem fünfundzwanzigsten Tag ein.

T. G. aus B. [#526, August 2004]

✗ hatte 20 Jahre lang einen kranken Darm.

• Hat dank Vita Biosa wieder einen gesunden Darm, keine Schwindelgefühle und Blähungen mehr.

• Auch eine bestehende Nebenhodenentzündung ist nicht mehr vorhanden.

• Eine Besserung des Gesundheitszustandes trat nach dem fünften Tag ein.

Mykosen (Pilzinfektionen)

N. R. aus A. [#802, August 2004]

✗ litt an vaginalen Pilzinfektionen sowie Rötungen durch Pilzbefall am Körper, Armen und Füßen.

• Alle Symptome haben sich mit Vita Biosa zurückgebildet (Rötungen, Juckreiz, Ausfluss)

• Eine Besserung des Gesundheitszustandes trat nach dem dritten Tag ein.

Rheuma

G. D. aus R. [#854, Juli 2004]

✗ hatte Darmbeschwerden, Blähungen und Rheuma.

• Das Rheuma hat sich sehr gebessert und G.D. fühlt sich viel besser und fitter.

• Eine Besserung des Gesundheitszustandes trat nach dem dritten Tag ein.

Weitere Info's und Beratung zu Vita Biosa
email: info@vitabiosa-versand.de
Telefon: +49 (0)87249655400

Naturheilmittelvertrieb VitaPrevent
Esther Wimmer
email: info@vita-prevent.info

Heilpraktikerpraxis Michael Gerling
Schwabhausen
Telefon: +49 (0)174 3840907

Weitere Info's und Beratung zu Vita Biosa
email: info@biosa.de
Telefon: +49 (0)9391908690
www.biosa.de

HISA-Forschungsinstitut
Institut für biophysikalische Umweltforschung
Berta Hummelstraße 3 - 4
D - 84323 Massing
Telefon: +49 (0)87249655420
email: info@hisa-forschung.com
web: www.hisa-forschung.com

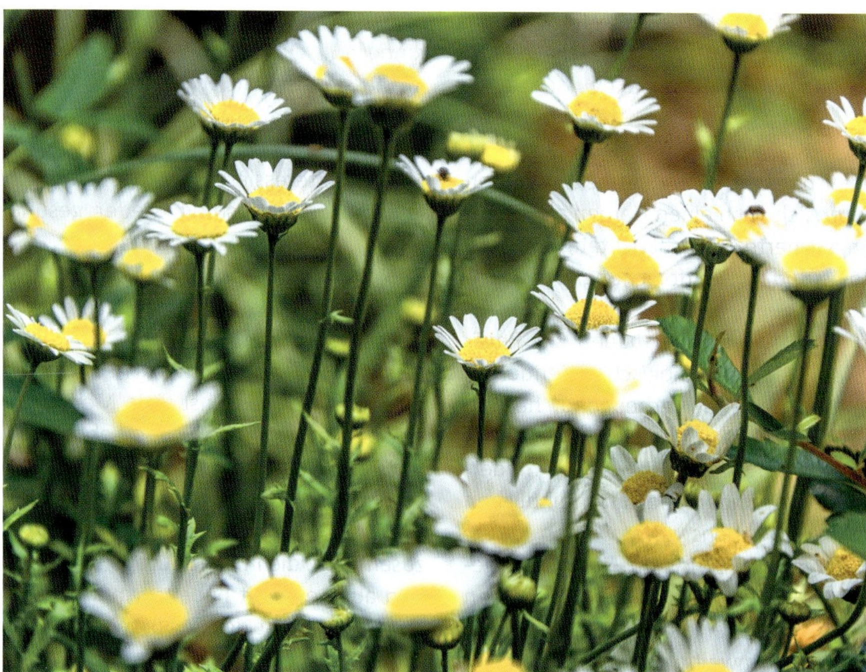